Gesundheit aktiv

Beatrice Wagner
Dr. med. Frank Liebke

Herausgegeben von
Dr. med. Günter Gerhardt

Die Blutgruppendiät

*4 Konzepte
für typgerechte Ernährung,
Fitness und Lebensführung*

ÜBERSICHT

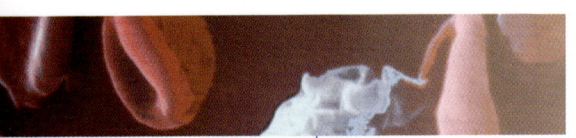

KAPITEL 1 — DIE BLUTGRUPPEN

SEITE
- 9 — Was sind Blutgruppen?
  - 9 Das ABO-System
- 11 — Die Entdeckung der Blutgruppen
- 13 — Über die Entstehung der Blutgruppen
  - 13 Am Anfang war die 0
  - 14 Im Norden und Westen: Der agrarische Typ A
  - 14 Im Osten: Der nomadisierende Typ B
  - 16 AB als Vermischung von A und B
- 16 — Verteilung der Blutgruppen über die Erde
- 17 — Die Ursprünge der Obsession

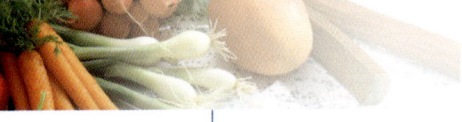

KAPITEL 2 — DIE BLUTGRUPPENDIÄT

SEITE
- 20 — Ernährung und Wohlbefinden
- 21 — Die Entstehung der Blutgruppendiät
- 23 — Die Grundlagen der Blutgruppendiät
  - 25 Lektine – Hilfe und Gefahr
  - 26 Lektine im Körper
  - 27 Lektine in der Medizin
  - 28 Lektine blockieren

- 31 — Blutgruppengerechtes Verhalten
- 32 — Über Milch in der Blutgruppendiät
- 34 — Ernährung und Gewichtsreduktion

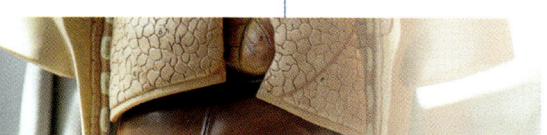

KAPITEL 3 — BLUTGRUPPEN UND KRANKHEITEN

SEITE
- 37 — Blutgruppe als Schicksal – Krankheit als Folge?
  - 39 Gesicherte Zusammenhänge
- 40 — Wer bekommt was?
  - 41 Infektionen   41 Magengeschwüre   42 Krebserkrankungen
- 43 — Blutgruppenbildung: Die Mikrobe machts
- 45 — Hier sind ABO-Gruppen unwichtig

KAPITEL 4 — BLUTGRUPPEN UND SPORT

SEITE
- 47 — Finden Sie die richtige Sportart
  - 48 Typ 0: Auspowern!   49 Typ A: Besänftigen!
  - 51 Typ B: Balance suchen!   51 Typ AB: Zur Ruhe kommen!
- 52 — Sport ist Mord – an vielen Krankheiten

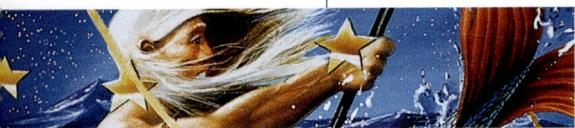

KAPITEL 5 — BLUTGRUPPEN UND CHARAKTER

SEITE

- 55 — Virtuelles Blut
- 56 — Haben Sie die „richtige" Blutgruppe?
- 58 — Hormone beeinflussen die Persönlichkeit
  - 58 Stress erregt Typ 0
  - 60 Stress führt Typ A zu Engstirnigkeit

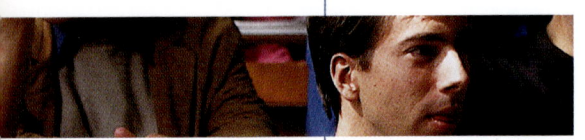

KAPITEL 6 — ORIGINALTÖNE

SEITE

- 62 — Interview mit dem Begründer
- 66 — Stimmen aus der Praxis
- 69 — Die offizielle Stellungnahme der DGE

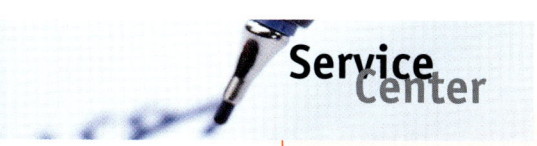

Service Center

	SEITE	
Tipps im Umgang mit der Blutgruppendiät	71	Empfehlenswerte, unbedenkliche und nicht empfehlenswerte Nahrungsmittel für alle Blutgruppen
Blutgruppendiät – auch für mich?	83	Symptome, die die Blutgruppendiät indizieren
Laborergebnisse	85	Sinnvolle Blutuntersuchungen, geordnet nach Blutgruppen
Aller Anfang ist schwer ...	87	10 Tipps bei Startschwierigkeiten
Welcher Konstitutionstyp sind Sie?	89	Gute und schlechte Futterverwerter
Individuelle Nahrungsergänzung	89	Zusätzliche Mineralstoffe und Vitamine
Und was esse ich heute?	95	Tipps für Alternativen: Frühstück, Mittagessen, Abendbrot
So beeinflusst das Blut Ihr Liebesleben	99	Nenne mir deine Blutgruppe – und ich sage dir, ob wir zusammenpassen
Welche Sportart passt zu Ihrer Blutgruppe?	101	Typgerechte Fitnesstipps
Was kann ich selbst für mich tun?	102	Hilfe zur Selbsthilfe bei alltäglichen Gesundheitsstörungen
Adressen	105	Anschriften von Versandhändlern und Internetadresse von Peter D' Adamo
Literatur	105	Buchtipps
	106	Verwendete wissenschaftliche Literatur
Glossar	109	Alle wichtigen Begriffe kurz erklärt
Register	111	Alle Stichworte auf einen Blick

Wissenschaftliche Beratung:
Professor Dr. Gerhard Uhlenbruck,
Immunbiologe, Sportimmunologe und Lektinforscher
aus Köln

Weitere wissenschaftliche Unterstützung:
Professor Dr. Otto Prokop,
Anatom und Gerichtsmediziner aus Berlin
Professor Dr. Friedrich Vogel,
Humangenetiker aus Heidelberg

Ihnen allen sei ganz herzlich gedankt!

Dank auch an Frau Gesine Wenck,
Apothekerin, für ihre freundliche Unterstützung.

Vorwort

Für die meisten Ärzte und Wissenschaftler sind nur im Zusammenhang mit Transfusionen und Geburten Blutgruppen interessant. Aber wir sind neugierig und stellen die Frage neu: Welche Rolle spielen Blutgruppen in unserem Leben?

Die Blutgruppen (es gibt 120) haben sich als Reaktion auf Seuchen und Infektionen gebildet. Bakterien, Viren und Pilze haben nämlich die Eigenschaft, auf ihrer Oberfläche ähnliche Merkmale wie die von Blutgruppen anzunehmen. Haben sie die Merkmale einer fremden Blutgruppe, werden sie sofort als Feind entlarvt und angegriffen. Haben sie sich aber mit meinen Blutgruppenmerkmalen getarnt, werden sie fälschlicherweise als Freund identifiziert und toleriert. So habe ich einen Vorteil, wenn mich blutgruppenfremde Mikroben angreifen, und einen Nachteil bei blutgruppenähnlichen Mikroben.

Auf diese Weise sicherten die Blutgruppen der Menschheit das Überleben, weil es bei einer Seuche oder Epidemie immer einige Menschen mit einer anderen Blutgruppe gab, gegen die der Eindringling wirkungslos war und die daher überlebten.

Seit einigen Jahren eröffnen sich mit der Blutgruppendiät weitere Perspektiven zu der Frage, weshalb wir Blutgruppen haben. Evolutionär bedingt soll die Blutgruppe entscheiden, welche Nahrung wir vertragen und für welche Krankheiten wir anfällig sind. Aber wie so oft in der Medizin geht die Erfahrung der Wissenschaft voran – ob diese folgt, bleibt abzuwarten.

Viel Spaß beim Lesen wünscht Ihnen

Dr. Günter Gerhardt

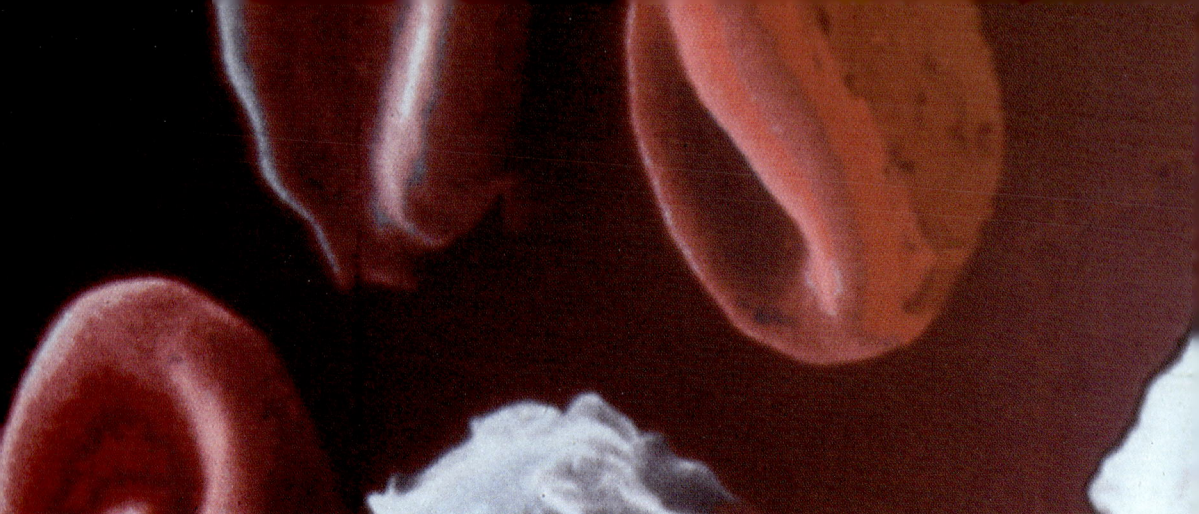

DIE BLUTGRUPPEN

Wird Ihr Sex tausendmal besser mit einem Partner, den Sie gemäß Ihrer Blutgruppe ausgewählt haben? Nehmen Sie mit der Blutgruppendiät tatsächlich ohne Mühe auf einen Rutsch 20 überflüssige Kilos ab? Ist es möglich, durch die Blutgruppendiät Krankheiten und Befindlichkeitsstörungen zu heilen? So einfach geht das sicher nicht. Aber was ist dran an der Blutgruppendiät? Und vor allem: Was sind eigentlich Blutgruppen?

Das bekannteste Blutgruppensystem ist das AB0-System. Es spielt auch als einziges eine entscheidende Rolle bei der Blutübertragung. Auch die Blutgruppendiät bezieht sich auf das AB0-System. Sie besagt, wenn wir nur das essen, was unsere Blutgruppe verträgt, können wir unser Immunsystem stärken, gesund bleiben und Krankheiten heilen.

Themen in diesem Kapitel:

WAS SIND BLUTGRUPPEN?	SEITE 9
DIE ENTDECKUNG DER BLUTGRUPPEN	SEITE 11
ÜBER DIE ENTSTEHUNG DER BLUTGRUPPEN	SEITE 13
VERTEILUNG DER BLUTGRUPPEN ÜBER DIE ERDE	SEITE 16
DIE URSPRÜNGE DER OBSESSION	SEITE 17

Was sind Blutgruppen?

Die Blutgruppen unterscheiden sich durch Substanzen, die auf den Membranen der roten Blutkörperchen und anderer Körperzellen sitzen und sozusagen deren Oberfläche („outfit") bilden.

Das AB0-System

Die vier Blutgruppen des AB0-Systems haben unterschiedliche Oberflächeneigenschaften. Chemisch handelt es sich dabei um Zuckerketten. So kommt der Zucker mit dem Namen Fucose bei allen vier Blutgruppen vor. Reaktionsfähig ist er aber nur bei der Blutgruppe 0. Auf den Blutkörperchen der Typen A, B und AB sitzen zusätzlich andere Zuckermoleküle. Diese heißen „α-N-D-Acetyl-Galaktosamin" beim Typ A und „α-D-Galaktose" beim Typ B. Typ AB hat zusätzlich zur Fucose die gleichen Zuckermoleküle wie A und B.

Das 0-Antigen ist also die Zuckerkette Fucose. Auch hiergegen entwickeln Menschen mit der Blutgruppe A, B und AB Antikörper (diese sind aber für die Bluttransfusion nicht wichtig). Typisch für die AB0-Blutgruppensysteme ist die Bildung von

Blutgruppenexperten benutzen ein etwas verwirrendes Vokabular. So bezeichnen sie die Blutgruppenmerkmale als „Antigene" und die Stoffe, die sich als Antwort gegen die Blutgruppenmerkmale bilden, als „Antikörper".

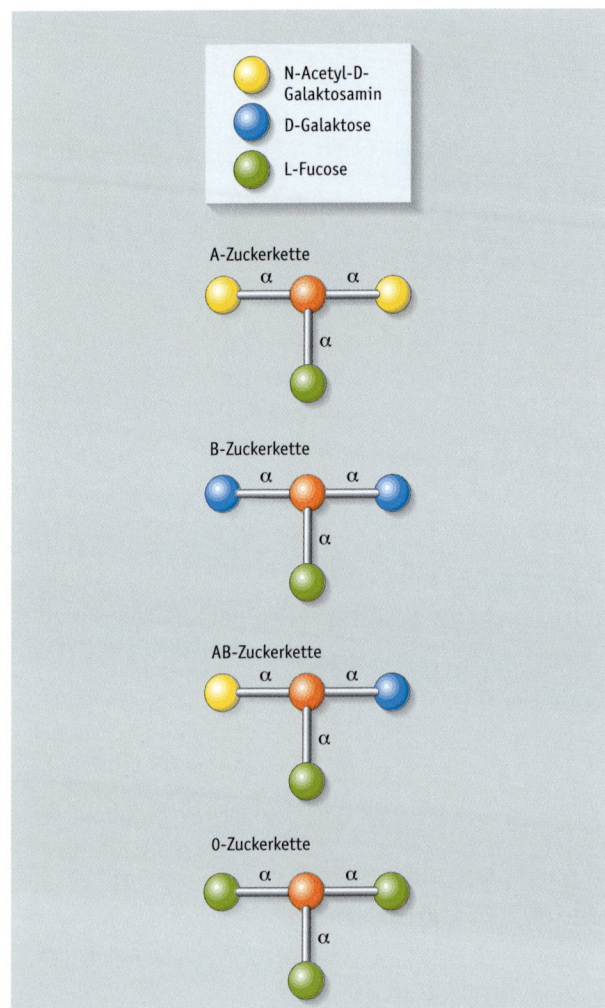

Zuckermoleküle der ABO-Blutgruppen

Antikörpern im Serum des Blutes. So hat ein Mensch mit der Blutgruppe A Antikörper gegen die Moleküle vom Typ B, die auf der Oberfläche der roten Blutkörperchen der Blutgruppe B sitzen. Ein Mensch mit der Blutgruppe B hat wiederum Antikörper gegen A. Das Serum der Blutgruppe AB weist keinen der beiden Antikörper auf, denn die roten Blutkörperchen besitzen beide Moleküle, Typ A und B. Die roten Blutkörperchen der Blutgruppe 0 haben weder A- noch B-Eigenschaften, es können aber Antikörper gegen beide Typen gebildet werden.

Erhält Blutgruppe B eine Transfusion mit Blutgruppe A, greifen die Antikörper gegen A des Empfängers die übertragenen Blutkörperchen der Spenderblutgruppe A an und verursachen die Verklumpung der unterschiedlichen Blutkörperchen. Da Blut der Gruppe 0 keine der beiden Oberflächeneigenschaften besitzt, kann es fast jedem Empfänger übertragen werden. Daher wird es Universalspenderblut genannt. Träger der Blutgruppe AB besitzen keine Serumantikörper und können daher Bluttransfusionen aller vier Blutgruppen empfangen; sie sind Universalempfänger.

Die Antikörper (Isoagglutinine) entstehen gleich nach der Geburt. Der Körper braucht dazu eine Initialzündung, wie etwa die Aufnahme der ersten Nahrung mit den darin enthaltenen Bakterien, welche dann die Immunreaktion stimulieren.

Die Blutgruppenmerkmale sind nicht nur im Blut zu finden, sondern in jedem Körpergewebe. Allerdings liegen sie dort fest gebunden vor. Ausnahme: Etwa 80 Prozent der Menschen scheiden ihre Blutgruppensubstanzen zudem in die Körperflüssigkeiten aus. Bei solchen Ausscheidern (Sekretoren) sind auch in Speichel, Schleim, Vaginalflüssigkeit oder Sperma die blutgruppentypischen Zuckermoleküle zu finden.

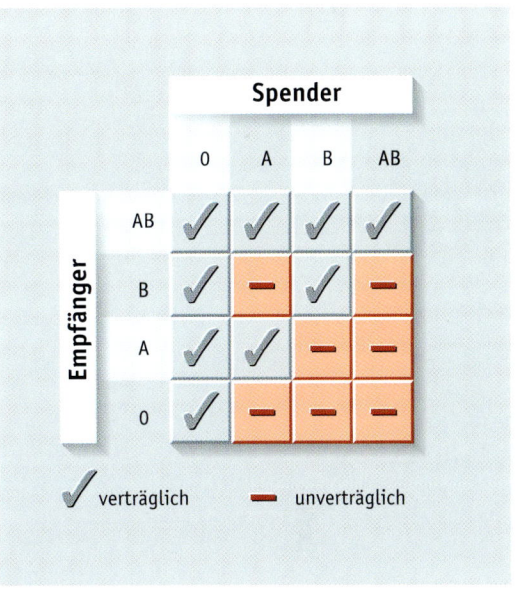

Blutgruppenverklumpungsschema

Die Entdeckung der Blutgruppen

Die bekanntesten und zuerst entdeckten Blutgruppeneigenschaften bilden das AB0-System. Bis vor hundert Jahren wussten die Mediziner nicht, dass sich das Blut von Menschen (wie auch das von Tieren) je nach Reaktion in Gruppen zusammenfassen lässt. Es war vielmehr ein Rätsel, warum Blutübertragungen manchmal problemlos verliefen, und manchmal zum Tode führten.

Im Jahr 1900 entdeckte Karl Landsteiner, ein österreichisch-amerikanischer Bakteriologe und Serologe, dass manche Blutproben verklumpen (agglutinieren), wenn man sie zusammenbringt. Dieses Phänomen erkannte er richtig als die Ursache der „Transfusionszwischenfälle", denn die Verklumpun-

Der Körper bildet im Allgemeinen keine Abwehrstoffe gegen sich selbst. Er pflegt einen „horror autotoxius" – er vermeidet es, sich selbst zu attackieren und bildet keine Antikörper gegen körpereigene Blutgruppenmerkmale.

Eine Form der Verklumpung kennen wir aus dem Alltag: Wenn wir das Weiße eines Hühnereis direkt aus der Schale in die heiße Suppe fließen lassen, verklumpt es und fällt aus. Wenn wir es mit der kalten Suppe verquirlen und dann kochen, verteilt es sich fein.

gen können Arterien, Venen und auch die Herzhöhlen verschließen und somit lebensgefährlich werden. Im Jahr 1901 beschrieb Landsteiner erstmals, nach welcher Systematik Blut verklumpt. Dies war die Einteilung in die drei Blutgruppen 0, A und B. Er fand außerdem heraus, dass die Blutgruppen nach den Regeln der Mendelschen Gesetze weiter vererbt werden. Decastello und von Sturli entdeckten dann 1902 die Blutgruppe AB. In der medizinischen Welt wurde die Forschung Landsteiners zuerst nicht beachtet. Erst Ende der Zwanzigerjahre galt er als Vater der Blutgruppen-Serologie. Im Jahre 1930 erhielt er für seine Entdeckungen den Nobelpreis.

Mittlerweile wurden weitere Blutgruppen und Systeme entdeckt (120 Blutgruppen, die zu 19 Blutgruppensystemen gehören). Die Systeme schließen sich nicht gegenseitig aus. Nicht alle bilden Antikörper.

Der erbliche Rhesus-Faktor ist für Bluttransfusionen ebenfalls von großer Bedeutung; er spielt außerdem in der Geburtshilfe eine große Rolle, da er eine Reaktion auslöst, die für Neugeborene lebensbedrohlich sein kann. Auch der Rhesus-Faktor wurde von Landsteiner (und A. Wiener) entdeckt.

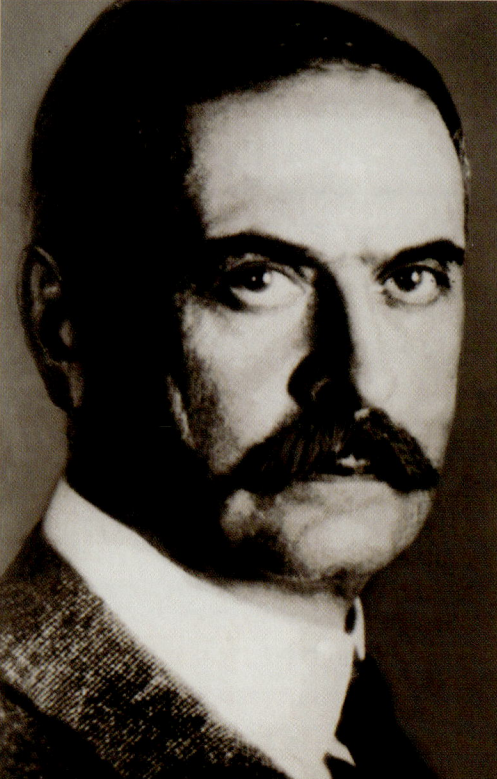

Karl Landsteiner, der Entdecker der Blutgruppen

Über die Entstehung der Blutgruppen

Nach einer Theorie des Polen Ludwik Hirszfeld ist 0 die Urblutgruppe. Die Merkmale der Gruppen A, B und AB sollen sich später aus 0 heraus entwickelt haben.

Am Anfang war die 0

Die Blutgruppe 0 gehörte den Cro-Magnon-Menschen, die in der Altsteinzeit (Paläolithikum) vor etwa 40 000 bis 30 000 Jahren in Afrika lebten. Sie waren Jäger und Sammler, ihre Nahrung setzte sich hauptsächlich aus erlegten Großtieren zusammen, sowie aus einigen wild wachsenden Früchten. Ihr Verdauungssystem war optimal darauf eingestellt, große Mengen an Fleisch zu verdauen. Auch heute haben Menschen der Blutgruppe 0 nachweislich mehr Magensäure, mit der sie tierische Nahrungsmittel und eine eiweißreiche Kost gut verdauen können. Auf eine unmittelbare Gefahr für Leib und Leben mussten die Urmenschen mit Kampf oder Flucht reagieren. Beides bedeutete intensive Muskelaktivität. Dies könnte ein Grund dafür sein, dass die 0-Typen bei Stress und als körperlichen Ausgleich einen sehr anstrengenden Sport brauchen.

Als die Jagdgebiete kleiner wurden und sich klimatische Veränderungen einstellten, wanderten die Urmenschen hordenweise aus. Die eine Gruppe bewegte sich nach Norden und Westen und bildete im Laufe der Zeit die Blutgruppe A aus. Die andere Gruppe wandte sich nach Osten und entwickelte die Blutgruppe B.

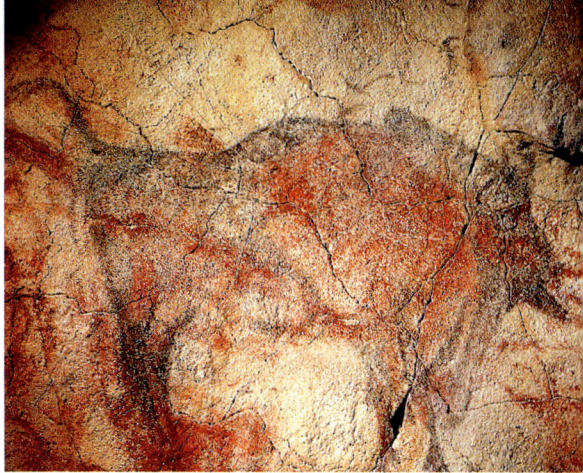

Die Höhlen von Altamira vermitteln einen eindrucksvollen Einblick in das Leben unserer Vorfahren – hier wurden die ersten Höhlenbilder der Altsteinzeit entdeckt.

Im Norden und Westen: Der agrarische Typ A

In der Jungsteinzeit (Neolithikum) zwischen 25 000 und 15 000 v. Chr. entwickelte sich die Blutgruppe A. Die Menschen wurden sesshaft, entwickelten geschliffene Steinwerkzeuge und betrieben Landwirtschaft und Viehzucht. Ihr Verdauungstrakt und Stoffwechsel stellte sich darauf ein, mehr Getreide und Feldfrüchte, aber dafür weniger Fleisch zu verwerten. Auch heute kommt der Typ A mit einer vegetarischen – mediterranen – Kost am besten klar.

Das Leben in der Gemeinschaft bedeutete auf psychischer und sozialer Ebene eine Herausforderung. Die Menschen mussten miteinander auskommen und konnten Ärger und Wut nicht mehr so unmittelbar körperlich ausleben. Folglich lässt sich beobachten, dass Menschen des Typs A heute überdurchschnittlich oft Yoga und Entspannungstechniken praktizieren, während ihnen die Extremsportarten des Typs 0 nicht bekommen.

Mit der indoeuropäischen Völkerwanderung kamen die Gene der Blutgruppe A nach Europa, wo sie auch heute noch am stärksten verbreitet sind.

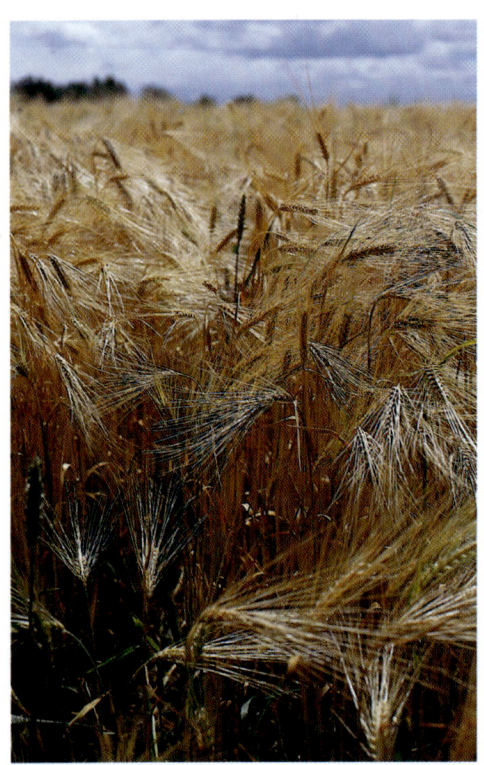

Charakteristisch für den Typ A ist das Leben vom Getreideanbau und einer entsprechend vegetarischen Kost.

Im Osten: Der nomadisierende Typ B

Die Blutgruppe B entwickelte sich ebenfalls aus der Blutgruppe 0, und zwar zwischen 15 000 und 10 000 v. Chr. Als Ursprungsort gilt das Gebiet des Himalaja-Hochlands, das heute zu Indien und Pakistan gehört. Auch hierher waren die afrikanischen Urmenschen ausgewandert. In dem rauen Steppenklima überlebten die Menschen, indem sie wilde Tiere domestizierten und sich Viehherden hielten, die sie als Nomaden an immer neue Weideplätze trieben. Verdauungstrakt und Stoffwechsel der nomadisierenden Menschen stellten sich darauf ein, neben dem Fleisch auch Milchprodukte zu verwerten. So braucht auch heute der Typ B Milchprodukte, im Gegensatz zu 0 und A.

Auf körperlicher Ebene entwickelten diese umherziehenden Menschen vor allem Ausdauer. Ihr Element war die Steppe, hier mussten sie Durchhaltevermögen und Geduld beweisen. Die Blutgruppendiät empfiehlt den B-Typen deshalb Ausdauersportarten mit mittlerer Intensität wie Badminton und Joggen.

Die kriegerischen Nomaden, die um ihre Gebiete kämpfen mussten, eroberten ausgehend von der Mongolei weite Teile Asiens und Osteuropas. Ihre Blutgruppen-Gene sind heute immer noch vor allem in Osteuropa und Asien, sowie unter den Juden zu finden.

Nach Charles Darwin überleben im ständigen Konkurrenzkampf während der Evolution diejenigen, die sich am besten an die jeweils herrschenden Bedingungen anpassen. So kommt es zu einer natürlichen Auslese (Selektion) unter den Individuen einer Population.

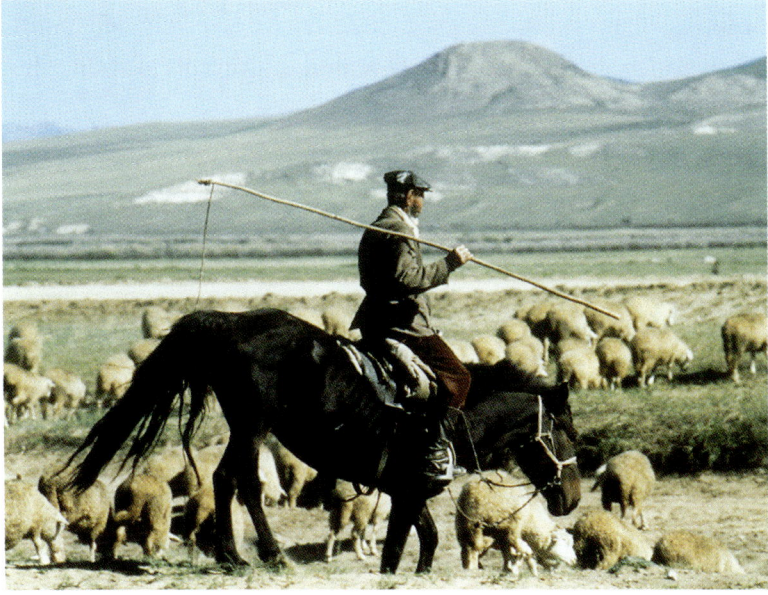

Mongolen mit ihren Viehherden – prototypisch für den nomadisierenden Menschen

AB als Vermischung von A und B

Die Blutgruppe AB ist die jüngste aus der AB0-Gruppe. Sie ergab sich, im Gegensatz zu den drei anderen Gruppen des AB0-Systems, durch Vermischung der Populationen. Diese begann vor etwa 1 000 Jahren, als Menschen aus dem Osten nach Mitteleuropa auswanderten und sich hier mit Menschen des Typs A vermischen konnten. Immer wenn sich ein Elternpaar aus Typ A und Typ B zusammensetzt, besteht eine Wahrscheinlichkeit von 1 zu 4, dass das Kind die Blutgruppe AB erhält.

Von seinem Stoffwechsel her trägt der AB-Typ Merkmale beider Elternteile. Sein mongolisches Erbe verlangt nach Fleisch, um den Bedarf nach Nährstoffen zu stillen. Der agrarische Anteil in seinem Blut bewirkt jedoch, dass er, wie auch Typ A, wenig Magensäure besitzt und daher pflanzliche Kost besser verdauen kann.

In seiner Reaktion auf Stress ähnelt der AB-Typ dem A-Typen. Beide haben gelernt, in der Gemeinschaft auszukommen, und bevorzugen daher die sanfteren Sportarten.

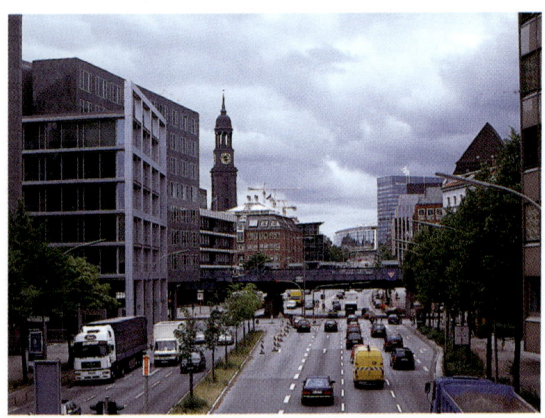

Großstadtbilder sind aus unserem heutigen Leben nicht mehr wegzudenken – die Menschensiedlungen vor ca. einem Jahrtausend in Mitteleuropa schufen die Voraussetzung für das Vermischen der Populationen und die Entstehung der Blutgruppe AB.

AB wird nicht als eigenständige Blutgruppe weitervererbt, sondern ist eine Vermischung von A und B, aus der gemäß der Mendel'schen Vererbungslehre nur ein Merkmal weitergegeben wird.

Verteilung der Blutgruppen über die Erde

Die vier Blutgruppen des AB0-Systems sind nicht gleichmäßig in der Weltbevölkerung verteilt, sondern konzentrieren sich in unterschiedlichen Regionen. Diese Verteilung unterstützt die Hypothese, wonach Seuchen und Krankheiten an ihrer Entstehung beteiligt waren. Demnach können die kleinen Unterschiede auf der Oberfläche der Schleimhaut- oder Blutzellen darüber entscheiden, ob ein Mensch von einer Erregerkrankheit verschont oder befallen wird und wie schnell sich die Krankheit ausbreitet. Die Menschen, die im Laufe der Evolution aufgrund ihrer veränderten Blutgruppenmerkmale eine Massenerkrankung überlebten, gaben diese Information an ihre Nachkommen weiter. Weil die Träger der anderen Blutgruppen die Seuche nicht überlebten, gab es in einem Gebiet plötzlich nur noch Menschen mit dem veränderten Gen.

So gibt es in Zentralasien, der Heimat der Pest, kaum noch Menschen des Typs 0. Viele 0-Typen leben hingegen in ehemals abgeschiedenen Gebieten, wie auf Inseln oder im Gebirge, weil sie dort mit dem Pesterreger nicht in Berührung kamen. Überdurchschnittlich viele Träger der Blutgruppe 0 finden sich beispielsweise in Island, Irland und Schottland, Australien und Neuseeland, wo es niemals eine Pestepidemie gab. Auf dem amerikanischen Kontinent, wo die Pest erstmals zu Beginn des 20. Jahrhunderts aufgetreten ist, haben 90 Prozent der Ureinwohner die Blutgruppe 0. Auf diese Weise entwickelten sich vermutlich nicht nur die vier bekanntesten Blutgruppen des AB0-Systems, sondern alle 120 Blutgruppen.

Mitteleuropäer besitzen zu jeweils 40 Prozent die Blutgruppe A und 0, zu gut 10 Prozent die Blutgruppe B und zu rund 6 Prozent die Blutgruppe AB. Dagegen haben mehr als 20 Prozent der Zentralasiaten die Gruppe B (siehe auch Seite 19).

Die Ursprünge der Obsession

Die Wurzeln der Blutgruppentheorie reichen in die Zwanzigerjahre des vorigen Jahrhunderts zurück. Vor allem zu Beginn der Blutgruppenforschung missbrauchte man dabei die Typologie für rassistische Konzepte und ideologische Überlegungen: Insbesondere Wissenschaftler aus Deutschland vermengten die Blutgruppenforschung mit rassistischen Tendenzen.

Sie nahmen fälschlicherweise an, dass Blutgruppenmerkmale mit Rassenmerkmalen gleichzusetzen seien und hofften, auf diese Weise „minderwertige" von „höherwertigen" Rassen zu unterscheiden. So definierte man B als die Verbrecherblutgruppe und entdeckte, dass der Alkoholkater bei A am stärksten sei und befand 0 als insgesamt weniger wertvoll. Diese ideologischen Rassentheorien konnten aber nicht bestätigt und die so genannte arische Rasse nicht nachgewiesen werden. Auch in Japan widmete man sich den charakterologischen Spekulationen. Takeji Furukawa, Direktor an der Tokioter Womens Teacher School, behauptete 1930, man könne mit der Blutgruppe das Temperament eines Menschen wissenschaftlich bestimmen. Er teilte die Persönlichkeiten systematisch nach Blutgruppen ein. Man wollte aus militärischem Interesse insbesondere wissen, welche Mitglieder des Heeres besonders mutig kämpfen würden oder welche Flieger sich mit ihrem Bombenflugzeug auf das feindliche Ziel stürzen und zum Kamikaze bereit seien. Nach der Kriegsniederlage im Jahr 1945 geriet die Theorie als rassistisch in Verruf und wurde aufgegeben. In den 70er-Jahren bemühte man sich jedoch, sie wieder auszugraben. Masahiko Nomi beschrieb den Einfluss der Blutgruppe auf Arbeit, Freundschaft, Liebe und Familienleben. Das Buch wurde in Japan ein Bestseller. Sein Sohn Toshitaka Nomi führt die Tradition heute weiter und stieg zum Guru der Blutgruppenbewegung auf. Er ist Leiter des „Instituts für Blutgruppenforschung" in Tokio. Insgesamt hatten er und sein Vater das Blut von 300 000 Landsleuten analysiert und klassifiziert. Das Fazit: Was ein Mensch ist und was aus ihm wird, hängt von seiner Blutgruppe ab. Seit den 90er-Jahren boomt das Geschäft richtig, mit blutgruppentypischen Kondomen, Softdrinks und Talentförderung.

Häufigkeit der Blutgruppen in Deutschland: A = 44%, B = 12%, AB = 6%, 0 = 38%
(Quelle: Roche Lexikon Medizin, Urban&Schwarzenberg)

Die Blutgruppen 19

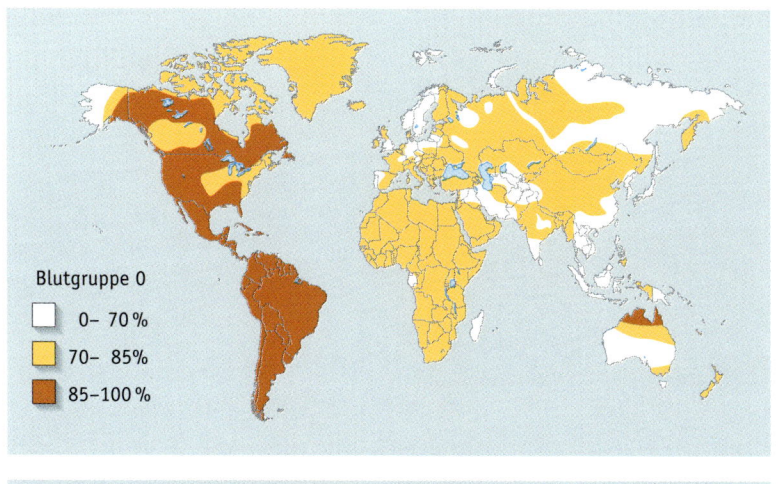

Blutgruppe 0
- 0– 70 %
- 70– 85 %
- 85–100 %

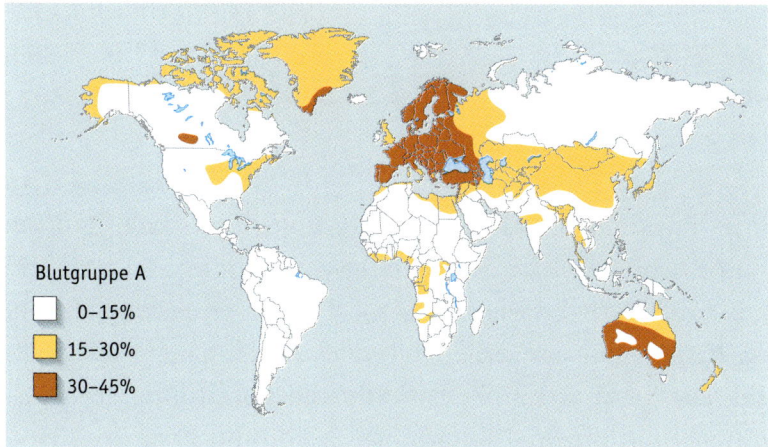

Blutgruppe A
- 0–15 %
- 15–30 %
- 30–45 %

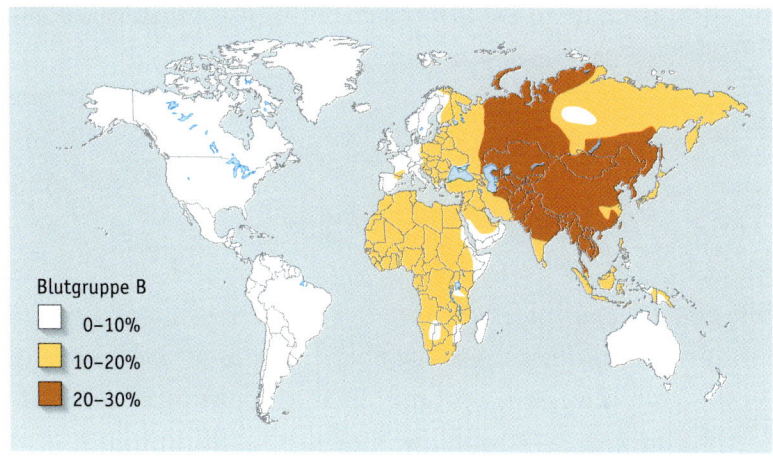

Blutgruppe B
- 0–10 %
- 10–20 %
- 20–30 %

Verteilung der Blutgruppen über die Erde

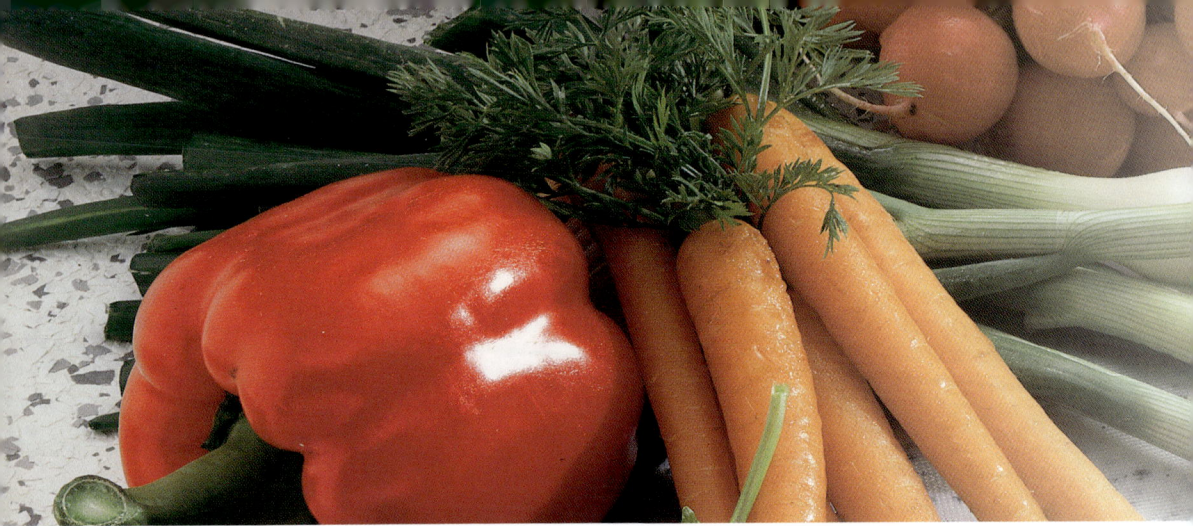

DIE BLUTGRUPPENDIÄT

Die Blutgruppendiät versucht auf die individuellen Bedürfnisse einzugehen.

Wir tragen heute bestimmte Blutgruppenmerkmale in unserem Körper, weil sie entwicklungsgeschichtlich der Menschheit offenbar Vorteile brachten. Die Blutgruppendiät geht davon aus, dass ein Verhalten gemäß der Blutgruppe ebenfalls Vorteile haben kann: Sie basiert auf der Annahme, dass sich gleichzeitig mit den Blutgruppen bestimmte Stoffwechseltypen gebildet haben, mit denen sich die Menschen an veränderte Lebensumstände besser anpassen konnten.

Ernährung und Wohlbefinden

Die genetischen Informationen der verschiedenen Stoffwechseltypen bestimmen angeblich noch heute unser Leben. Wenn wir also nur das essen, was unsere Blutgruppe und unser Stoffwechsel vertragen, können wir folglich unser Immunsystem

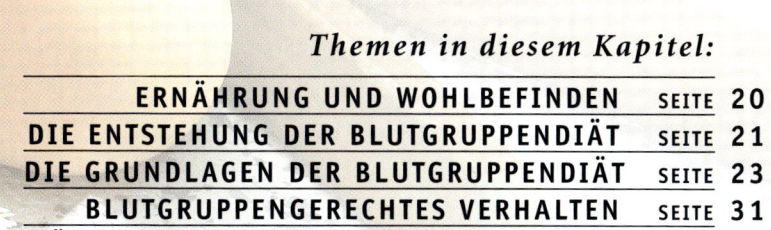

Themen in diesem Kapitel:

ERNÄHRUNG UND WOHLBEFINDEN	SEITE 20
DIE ENTSTEHUNG DER BLUTGRUPPENDIÄT	SEITE 21
DIE GRUNDLAGEN DER BLUTGRUPPENDIÄT	SEITE 23
BLUTGRUPPENGERECHTES VERHALTEN	SEITE 31
ÜBER MILCH IN DER BLUTGRUPPENDIÄT	SEITE 32
ERNÄHRUNG UND GEWICHTSREDUKTION	SEITE 34

stärken, Krankheiten vermeiden und sie sogar heilen. Und außerdem kann die Blutgruppendiät uns helfen, unser typgerechtes Gewicht zu finden. Bei hartnäckigen Hautkrankheiten, Verdauungsproblemen, verschiedenen Formen von Rheuma und generell bei Chronifizierungen und Autoimmunreaktionen soll sie wahre Wunder wirken. Es wird davon berichtet, dass sich die ersten eindeutigen Wirkungen schon nach zwei Wochen einstellen. Handelt es sich um eine neue Hokuspokus-Medizin?

Die Entstehung der Blutgruppendiät

Die Blutgruppendiät geht auf die beiden amerikanischen Ärzte und Naturheilkundler James und Peter D'Adamo (Vater und Sohn) zurück. James D'Adamo entdeckte in den späten Fünfzigern des letzten Jahrhunderts, dass sich in Kursanatorien mit streng vegetarischer und fettarmer Kost bei einigen

> Es gibt keine gute oder schlechte Nahrung, sondern nur Nahrung, die gut oder schlechter für den Einzelnen ist.

Patienten der Allgemeinzustand verbesserte und bei anderen verschlechterte. So genannte gesunde Kost ist also nicht für alle Menschen gleich gesund, folgerte er und suchte nach einer einfachen Erklärung für die unterschiedlichen Reaktionen. Es muss etwas geben, was einerseits im Körper den kompletten Stoffwechsel (und somit den Allgemeinzustand) beeinflusst und andererseits von Typ zu Typ variiert. Am besten erfülle das Blut die beiden Kriterien, folgerte er und begann, seine Patienten dahingehend zu studieren. Und tatsächlich: Er entdeckte Grundmuster von Reaktionen auf Ernährung und Sport – abhängig von den Blutgruppen.

James D'Adamo belegte seine Beobachtungen also empirisch. Sein Lebenswerk wurde von seinem Sohn Peter fortgeführt, als dieser im Jahr 1982 auf Studien zum Thema blutgruppenab-

Info

„Durch viel Fett in der Nahrung bekommen wir Herzkrankheiten", sagt der amerikanische Diätpapst Dean Ornish. „Zu viele Kohlenhydrate führen zu krankhaftem Übergewicht und damit Herz-Kreislauf-Erkrankungen", widerspricht sein Kontrahent Robert C. Atkins. Die Frage, ob man sich am besten fettarm oder kohlenhydratarm ernähren soll, wird in USA sehr kontrovers und emotional diskutiert. Aber für die Blutgruppentheorie bilden die beiden Überzeugungen keinen Widerspruch. Danach vertritt Dean Ornish die Blutgruppe A und verhält sich daher mit einer fett- und fleischarmen Kost sehr richtig. Hingegen repräsentiert Atkins, der auch in Deutschland durch seine Fleisch- und Eierdiät berühmt geworden ist, die Blutgruppe 0, für die die Blutgruppendiät ja sowieso eine protein- und fleischreiche Nahrung vorsieht.

hängige Krankheiten stieß. Er begann, für die beobachteten Phänomene seines Vaters wissenschaftliche Beweise zu suchen. In einem Gespräch mit den Autoren sagte er: „Ich wollte den Boden beackern und stieß auf ein Diamantfeld", so vielfältig erschienen ihm die Zusammenhänge zwischen Blutgruppe, Krankheiten, Immunsystem und Ernährung. Sein großes Verdienst ist es, sie zu einem Gedankensystem zusammengefügt zu haben – der Blutgruppendiät. Bekannt ist Peter D'Adamo heute durch sein Buch „4 Blutgruppen – Vier Strategien für ein gesundes Leben" (1996).

Die Grundlagen der Blutgruppendiät

Die Blutgruppendiät basiert zusätzlich zu dem beschriebenen anthropologischen Modell auf einem weiteren Grundgedanken: der Vorstellung, dass mit der Nahrung spezielle Eiweiße (so genannte Lektine) aufgenommen werden, die in die Blutbahn gelangen und dort verklumpen können. Diese Wirkung soll beim Zusammentreffen von bestimmten Blutgruppen mit bestimmten Lebensmitteln besonders stark sein. Diese Verklumpungen im Blut ähneln winzigen Blutgerinnseln, die noch nicht gefährlich sind, weil der Körper sie im Allgemeinen wieder auflösen kann. Dabei entstehen allerdings belastende Stoffwechselabfälle, die das Immunsystem entsorgen muss. Wenn das Immunsystem permanent mit Reparaturaufgaben beschäftigt ist, verbraucht es einen Teil seiner Kapazität und kann unter ungünstigen Umständen nicht so effektiv auf andere Anforderungen reagieren. Der Körper wird dann für Infekte anfälliger.

Die Blutgruppendiät ist eine von mehreren Möglichkeiten zur Immunentlastung.

Intermezzo

Erfahrung kontra Wissenschaft

Auch seriöse Ärzte im deutschsprachigen Raum haben das Konzept der Blutgruppendiät übernommen. Sie verordnen Fleisch, wenn ein Patient der Blutgruppe 0 mit einer Fibromyalgie oder einer rheumatischen Gelenkentzündung in ihre Praxis kommt. Einem A-Typen mit den gleichen Krankheiten raten sie jedoch zu vegetarischen Gerichten und Tofu. Die Ernährung nach den Blutgruppen berücksichtigt also – im Gegensatz zu den meisten anderen Diäten – die verschiedenen Menschentypen. „Was für den einen gut ist, muss es nicht auch für den anderen sein", lautet ihre Devise. Vielleicht ist sie deshalb so erfolgreich? Bei jedem zweiten Patienten, der nach der Blutgruppendiät lebt, stellen sich überrraschende Erfolge ein, oft auch bei vermeintlich hoffnungslosen und so genannten austherapierten Fällen.

Viele Wissenschaftler sind von diesem Ergebnissen überrascht - und sehr skeptisch. Die Erklärungen, die die Blutgruppentheorie anbietet, sind nämlich bislang hauptsächlich Modelle und Vorstellungen. Nur wenig davon ist im Sinne von Studien und wissenschaftlicher Forschung bewiesen. Ganz im Gegenteil: Die Blutgruppendiät widerspricht wichtigen wissenschaftlichen Erkenntnissen der letzten 100 Jahre – seit der Entdeckung der Blutgruppen.

Wie so oft in der Medizin geht hier möglicherweise die Erfahrung der Wissenschaft voraus. Einige der Blutgruppen-Phänomene werden sich vielleicht in Zukunft beweisen lassen. Neue Erkenntnisse werden folgen. Alte Standpunkte – vielleicht sowohl in der Blutgruppentheorie als auch in der Wissenschaft – wird man relativieren müssen.

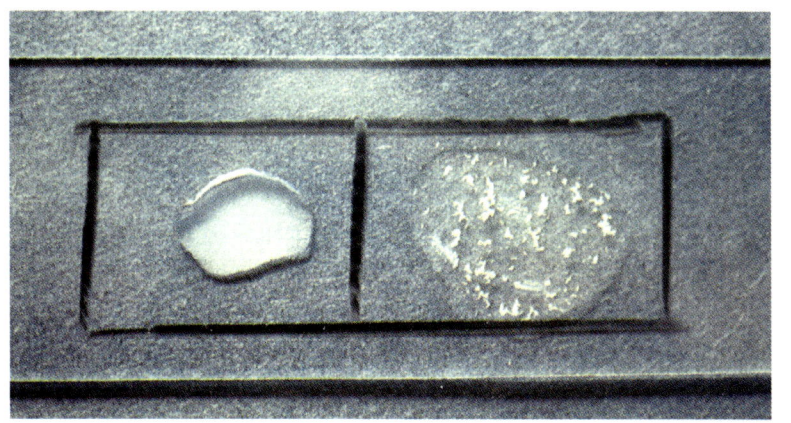

Lektine
in der Petrischale vor und nach einer Verklumpungsreaktion

Bei einem Ansturm von Lektinen gelingt es dem Körper nicht mehr so gut, die Schäden zu reparieren. Dann verstopfen die Verklumpungen kleinste Gefäße. Ein empfindlicher Mensch nimmt diese Vorgänge zuerst als Befindlichkeitsstörung wahr. Später können sich leichte Unverträglichkeiten zu Krankheiten verschlimmern.

Deshalb kann es sinnvoll sein, die Nahrung hinsichtlich der Blutgruppe auszuwählen. Wer die Verklumpungen vermeidet, lebt länger und gesünder. Die Erfahrungen von Ärzten und Patienten bestätigen in vielen Fällen diese Annahmen, obwohl Wissenschaftler bisher keine plausible Erklärung dafür gefunden haben. Insbesondere die Verklumpungen konnten bisher nicht beobachtet oder bewiesen werden. Sie sprechen statt dessen von einer Immun-Diät, die auch auf Lektinen basiert.

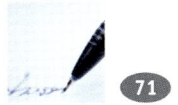

Hinweise für eine typgerechte Ernährung finden Sie im ServiceCenter auf den Seiten 71–82.

Lektine – Hilfe und Gefahr

Lektine sind kleine Bestandteile in der Nahrung und in unserem Körper. Sie haben die Eigenschaft, wie eine Art Klebstoff Zuckerstrukturen zu vernetzen. Weil viele Bakterien und Viren Zuckerstrukturen und ebenfalls Lektine auf ihrer Oberfläche tragen, können die Lektine des Körpers diese Eindringlinge bewegungsunfähig machen, indem sie sie verkleben.

Laut führenden Lektinforschern (Uhlenbruck, Gabius) befinden sich in der Nahrung – bis auf sehr wenige Ausnahmen (Weinbergschnecken, Kaviar) – keine Lektine, die mit Blutgruppenmerkmalen reagieren.

Somit sind die körpereigenen Lektine ein wichtiger Bestandteil unseres Immunsystems.

Die Lektine, die wir über die Nahrung aufnehmen, können sich positiv und negativ auf unseren Stoffwechsel und unser Immunsystem auswirken. Sie reagieren nämlich auch mit unseren roten Blutkörperchen und mit anderen Bestandteilen des Blutes (Makrophagen, Lymphozyten, Serum), sowie mit den Katalysatoren des Körpers (den Enzymen), den Schleimhäuten und mit anderen Körperzellen. Nehmen wir die „richtigen" Lektine zu uns, arbeitet unser Stoffwechsel effizient, der Körper verbrennt die aufgenommenen Kalorien wirksam, das Verdauungssystem verwertet die Nährstoffe komplett und reduziert Wasserablagerungen im Körper. Zudem stärken wir dadurch unser Immunsystem. Nehmen wir aber die „falschen" Lektine zu uns, dann geschieht genau das Gegenteil. Es kommt zu Verklumpungen im Körper, bestimmte Enzyme des Verdauungssystems werden blockiert und der Stoffwechsel gestört. Mit der falschen Nahrung schwächen wir unser Immunsystem und schädigen unsere Gesundheit.

Lektine im Körper

Lektine sind Eiweiße (Proteine) oder Zuckereiweiße (Glykoproteine) mit sehr unterschiedlichen chemischen Zusammensetzungen. Ihr verbindendes Merkmal: Sie heften sich an Kohlenhydratstrukturen, vernetzen und verkleben sie. Verschiedene Zellen (rote Blutkörperchen, Tumorzellen, Bakterien und Hefen) werden von ihnen mit zum Teil großer Spezifität agglutiniert. Als im Jahr 1888

Lektine „fangen" Bakterien

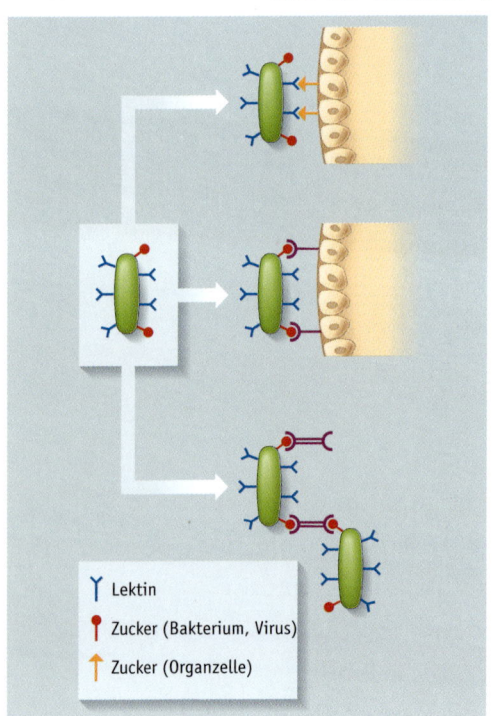

Y Lektin
● Zucker (Bakterium, Virus)
↑ Zucker (Organzelle)

die Lektine entdeckt wurden, dachte man, dass sie nur in Pflanzen vorkommen. Später hat man sie auch in Tieren und im Menschen gefunden. Lektine basieren auf einem weit verbreiteten biologischen Grundprinzip. Ihre Hauptaufgabe besteht darin, Krankheitserreger zu fangen. Sie erkennen Bakterien, Viren und fremde (oder entartetete) Zellen, sofern diese auf ihrer Oberfläche Kohlenhydratstrukturen aufweisen, und verkleben sie dann. Damit ergänzen Lektine die Abwehrarbeit der Antikörper (Immunglobuline), die auf Eiweißstrukturen fixiert sind. Im menschlichen Körper kommen Lektine vor allem im Blut (bakterienbindend und mannosebindend) und in der Leber (Entgiftung) vor. Allerdings besitzen auch Bakterien Lektine, mit denen sie sich beispielsweise an die Schleimhäute des Rachens oder Darms heften und uns infizieren können.

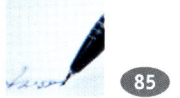

Welche Blutuntersuchungen Ihnen verraten, ob eine Blutgruppendiät sinnvoll ist, erfahren Sie im ServiceCenter auf den Seiten 85–86.

Lektine in der Medizin

1948 entdeckten Wissenschaftler, wie man mit Lektinen die ABO-Blutgruppen bestimmen kann. Jedes der etwa 5 000 bekannten Lektine ist nämlich auf einige Zucker spezialisiert. Nicht überraschend ist es daher, dass sich die Benennung „Lektine" von dem lateinischen Wort für „wählen, auslesen" (legere) herleitet.

So verklumpen Lektine aus südamerikanischen Wicken und indischen Prunkbohnen das Blut der Gruppe A. Lektine aus den orangeroten Häutchen des Pfaffenhütchens reagieren mit Blutkörperchen vom Typ B. Lektine des europäischen Stechginsters und des Hornklees reagieren typisch mit der Blutgruppe 0. Lektine vom

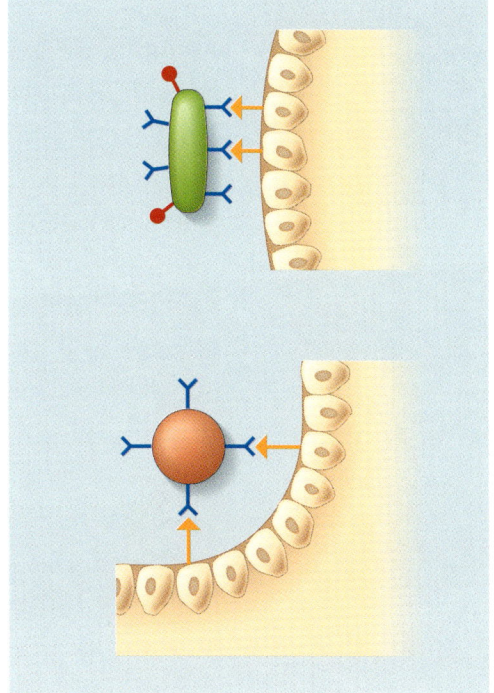

Lektine auf Bakterien und Viren

Schnurbaum verklumpen das Blut der Gruppe AB. Nur etwa 10 Prozent der Lektine reagieren gezielt mit den Blutgruppenmerkmalen. Sie sind blutgruppenspezifisch. In unserer Nahrung gibt es kaum blutgruppenspezifische Lektine, mit Ausnahme von den in Weinbergschnecken (reagieren mit A) und Kaviar (reagieren mit B) vorhandenen.

Seit den 60er-Jahren setzte man Lektine in den Laboren ein, um Zuckerstrukturen zu analysieren. So lassen sich Tumorzellen erkennen und fixieren, denn auch diese besitzen Zuckerstrukturen auf ihren Oberflächen. Lektine aus Misteln, Erdnüssen oder Weizenkeimen sind dafür bekannt. Andere Lektine sind gute Marker für Bakterien. In der Immun- und Zellforschung verwendet man Lektine und Antikörper ergänzend: Lektine erkennen den Zuckeranteil. Antikörper erkennen den Eiweißanteil.

Lektine lockern die Darmwand auf. Dies ist meist gesund. Lektinreiche Nahrung: Getreide, Leinsamen, alle Bohnenarten, Erdnüsse, Reis, Erbsen, Tomaten, Kartoffeln.

Seit den 90er-Jahren konzentrieren sich Lektinologen auf die „Lektin-Diät" oder „Immun-Diät". Denn Lektine können Autoimmunerkrankungen begünstigen. Umgekehrt kann man die Symptome durch Vermeidung von Lektinen reduzieren. Lektine können aber auch positiv wirken, indem sie den Stoffwechsel und die Immunfunktionen hemmen oder stimulieren. Sie agieren unabhängig von Blutgruppen.

Lektine blockieren

Manche Lektine können Enzyme hemmen. Lektine können mit allen Enzymen, die Zuckerstrukturen auf ihrer Oberfläche tragen, reagieren. Meist werden dabei die Enzyme blockiert, in seltenen Fällen aktiviert. So können beispielsweise die Lektine des Weizens die fettabbauenden (lipolytischen) Enzyme blockieren. Der Körper kann dann trotz einer kalorienarmen Diät seine Fettspeicher nicht verwerten, sondern muss stattdessen seinen Stoffwechsel drosseln oder das Muskelgewebe angreifen.

In anderen Studien wurde festgestellt, dass die Lektine von Weizen, Kartoffeln, Tomaten, Soja und Erdnüssen die Schilddrüsenhormone hemmen. Auch dadurch wird der Stoffwechsel heruntergefahren, sodass der betroffene Mensch selbst im Ruhezustand weniger Kalorien verbraucht, als jemand mit einer normalen Schilddrüsenfunktion. Die gleichen Lektine sind auch dazu in der Lage, den Insulinstoffwechsel zu hemmen. Sie reagieren mit den Inselzellen auf der Bauchspeicheldrüse, heften sich an und aktivieren dadurch bestimmte Antigene. Die Folge: Die Verdauungsenzyme werden blockiert, die die Bauchspeicheldrüse freisetzt und in den Darm abgibt. Dort sollten sie Eiweißstoffe, Kohlenhydrate und Fette spalten. Weiterhin wird die Ausschüttung des Hormons Insulin gehemmt, das in der Bauchspeicheldrüse gebildet wird. Insulin senkt den Blutzuckerspiegel und beeinflusst den Zucker-, Eiweiß- und Fettstoffwechsel im ganzen Körper. Produziert der Körper zu wenig Insulin, wie es durch die Anhaftung der schädlichen Lektine möglich ist, bilden sich Symptome einer Zuckerkrankheit (Diabetes mellitus) heraus. Diese schädlichen Wirkungen, wie sie die Lektine aus Weizen, Kartoffeln, Tomaten, Soja und Erdnüssen hervorrufen können, treten laut der Studien nicht unausweichlich ein, sondern brauchen gewisse negative Grundbedingungen, wie etwa zu viel Stress. Deshalb ist es nicht notwendig, die Ernährungsvorschriften übermäßig streng einzuhalten. Wenn Sie sich gesund, fit und wohlauf fühlen, besteht kein Anlass, die Ernährung umzustellen. Falls dies nicht der Fall ist, hilft es oft schon, als Einstieg Weizen (in Brot, Croissants, Spaghetti) durch andere Körner oder Gemüse zu ersetzen.

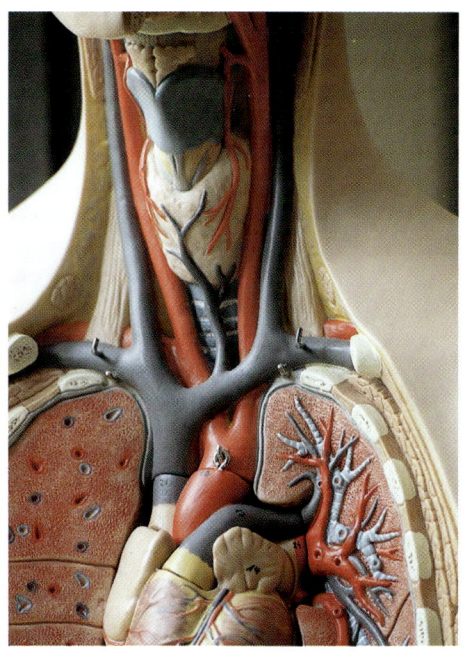

Unser Blutkreislauf, dargestellt an einem anatomischen Präparat – Herz-Kreislauf-Erkrankungen gehören zu den führenden modernen Zivilisationskrankheiten.

Wissenschaftlich sind die von der Blutgruppendiät beschriebenen Phänomene nicht zu erklären. Professor Uhlenbruck als ein Vertreter der Wissenschaft kritisiert drei Annahmen, die sozusagen die Grundlage für D'Adamos Blutgruppendiät bilden:

> **Intermezzo**
>
> *Erfahrung kontra Wissenschaft*
> 1. Nahrungsmittel-Lektine reagieren auf bestimmte Blutgruppen.
> Uhlenbruck: „Es gibt wenig Lektine in unserer Nahrung, die typischerweise mit Blutgruppenmerkmalen reagieren. Oder isst jemand regelmäßig Stechginster, Malven, Prunkbohnen oder Goldregen?"
> 2. Unverträgliche Nahrungsmittel-Lektine greifen an einem Organ oder Organsystem an und beginnen, die Blutzellen in dieser Region zu verklumpen.
> Uhlenbruck: „Wenn Lektine aufgenommen werden, binden sie sich an die Rezeptoren der Zellen im Darm. So haben sie kaum eine Chance, in die Blutbahn zu gelangen. Und wenn, dann werden sie dort direkt abgefangen. Es gibt daher in der Blutbahn keine Verklumpungen durch Nahrung, außer durch Fett."
> 3. Lektine können wie Arznei reagieren, oder wie Gift.
> Uhlenbruck: „Im Prinzip richtig. Nahrungslektine wirken auf drei Arten im Körper. Erstens stimulieren sie bestimmte Abwehrzellen (T-Zellen) und sind somit gesund. Zweitens halten sie das Bakterienwachstum im Darm in Schach: Sie binden die Darmbakterien. Drittens lockern sie den Darm auf: Sie können sich zwischen die Zellen der Darmschleimhaut heften und dadurch die Darmwand poröser machen. Dies kann von Vorteil sein, weil somit auch Vitamine, Radikalenfänger und wünschenswerte Antigene schnell ins Blut gelangen. Die poröse Darmwand kann aber auch von Nachteil sein, nämlich wenn unerwünschte Antigene oder Giftstoffe ins Blut gelangen. Auf diese Art können Rheuma und andere Autoimmunkrankheiten entstehen. Als Therapie sollte man hier die Nahrungslektine meiden."

Blutgruppengerechtes Verhalten

Die Blutgruppendiät geht davon aus, dass es auch von unserer Blutgruppe abhängt, welche Lektine richtig und falsch für uns sind. Lektine verkleben nämlich nicht wahllos alle Blutkörperchen und Körperzellen, sondern haben sich meist auf eine oder zwei Zuckerarten spezialisiert. Sie reagieren beispielsweise nur mit den Blutgruppenmerkmalen von A, nicht aber mit den Merkmalen von B, oder umgekehrt. Nach D'Adamo bestimmt somit die Blutgruppe, auf welche Art und Weise ein und dasselbe Nahrungsmittellektin im Organismus wirkt.

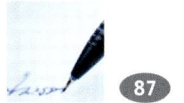

Tipps bei Startschwierigkeiten finden Sie im ServiceCenter auf den Seiten 87–88.

Typ 0 geht es demnach am besten, wenn er Fleisch isst. Dafür soll er Milch strikt meiden, ebenso Kartoffeln und Weizen, und auf alternative Getreide und Gemüse ausweichen. Von den Fetten bekommt ihm Olivenöl, nicht aber Butter. Sportlerisch passen zu ihm die aggressiven und sehr anstrengenden Sportarten wie Fußball oder Kampfsport und extremer Ausdauersport.

Auf **Typ A** trifft in fast allen Kriterien das Gegenteil zu. Ihm geht es gut mit vegetarischer Kost und pflanzlichem Eiweiß (Tofu). Kartoffeln sollte er meiden. Milch ist untersagt, ebenso Butter und tierische Fette. Weizen ist in kleineren Mengen erlaubt. Mit einem gemäßigten Sportprogramm wie Yoga und Tai Chi fühlt er sich am wohlsten.

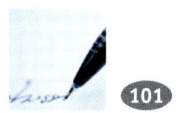

Welche Sportarten zu Ihrer Blutgruppe passen, erfahren Sie im ServiceCenter auf der Seite 101.

Typ B ähnelt am ehesten dem Typ 0. Er sollte Fleisch essen, allerdings nur die roten Sorten und weniger als Typ 0. Weizen ist nicht empfehlenswert, Kartoffeln sind neutral, erlaubt ist viel Obst und Gemüse. Von den Fetten verträgt er am besten pflanzliche und tierische (Olivenöl und Butter) im Wechsel. Seine vollen Kräfte entfaltet er, wenn er fettarme Michprodukte in den Speiseplan einbaut und als körperlichen Ausgleich einen gemäßigten Ausdauersport wählt.

Der **AB-Typ** ähnelt dem A-Typ und trägt auch Züge von B. Er kann Fleisch schlecht verdauen (wie A), braucht es aber (wie B) und nimmt es daher am besten in ganz kleinen Mengen zu sich, ergänzt mit Tofu als weiterem Proteinspender. Weizen und Milch soll der AB-Typ meiden, für die Fettzufuhr wird ihm Olivenöl empfohlen und von Butter abgeraten. Kartoffeln sind verträglich. Sportlerisch entspricht er A, das heißt, meditative Bewegungsarten bekommen ihm am besten.

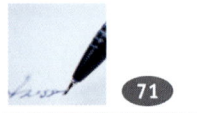

Die ausführlichen Nahrungsmittelempfehlungen finden Sie im ServiceCenter ab Seite 71.

Über Milch in der Blutgruppendiät

Die Beschwerden nach dem Trinken von Milch können ebenfalls als blutgruppentypische Reaktion gewertet werden, denn man geht in der Blutgruppendiät davon aus, dass der Grundaufbauzucker in der Milch mit dem Blutkörperchenzucker des Typs B übereinstimmt. Daher könnten die Typen B und AB die Milch vertragen, nicht aber die Typen 0 und A.
Der Einwand von wissenschaftlicher Seite lautet hier: Mit der Bindung klappt es nicht.
Denn die Blutgruppensubstanz B des Menschen heißt „α-N-D-Galaktose". α beschreibt die Art der Bindung, D-Galaktose ist der Zucker (und nicht D-Galaktosamin, wie es im Blutgruppenbuch irrtümlich heißt). In der Kuhmilch gibt es einen Zucker mit dem ähnlichen Namen „β-N-D-Galaktose".

β beschreibt ebenfalls die Art der Bindung. Zuckerstrukturen, deren Bindungen auf dem System α beruhen, können nicht mit Zuckerstrukturen reagieren, deren Bindungen auf dem System β beruhen. Das ist so, als ob man einen Film mit dem Super-8-System aufnimmt und ihn in einem herkömmlichen VHS-Videorekorder abspielen will. Die beiden Systeme sind nicht miteinander kompatibel. Dabei ist es natürlich unerheblich, welcher Film aufgezeichnet wurde. Ebenso ist es für den Körper unerheblich, ob ein mit dem α-System gebundener Zucker identisch ist mit dem am β-System gebundenen Zucker. Auch diese beiden Systeme sind sozusagen nicht miteinander kompatibel.

Die Medizin führt die Milchzuckerunverträglichkeit auf einen Mangel oder ein völliges Fehlen des Enzyms Laktase zurück. Laktase ist notwendig, um den Milchzucker zu spalten und für den Körper verwertbar zu machen. Ohne das Enzym rutscht der Milchzucker unverändert in den unteren Dünndarm, wo sich Bakterien über ihn hermachen. Dadurch entsteht eine große Menge an Gasen und organischen Säuren – und der typische geblähte Bauch.

Entscheidend für die Aktivität der Blutgruppensubstanzen ist ihre Bindung, nicht der Zucker.

Die Milchallergie, die spontan nach dem Trinken von Milch auftritt, gilt in der Medizin als allergische Reaktion. Der Körper behandelt das Milcheiweiß als allergieauslösenden Stoff (Allergen).

Wer unter Milchzuckerunverträglichkeit leidet, verträgt aber in der Regel Sauermilchprodukte wie Joghurt, Dickmilch oder Kefir, da diese Produkte Milchsäurebakterien enthalten, welche im Darm Milchzucker abbauen.

Bei der Milchallergie besteht die Therapie darin, Milch und Milchprodukte zu meiden.

Ernährung und Gewichtsreduktion

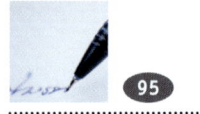

Alternative Vorschläge zu Ihrer bisherigen Ernährung finden Sie im ServiceCenter auf den Seiten 95–98.

Diäten helfen nicht immer, wenn man abnehmen will. Manche Menschen essen pro Tag weniger als 1000 Kalorien und bleiben trotzdem auf ihren Kilos sitzen. Andere wiederum portionieren ihr Essen reichlich und haben dennoch ein Defizit an Nährstoffen. Auch wer auf eine „gesunde" Kost mit viel Gemüse, Milch und Vollkornprodukten Wert legt, fühlt sich oft schlapp und unkonzentriert. Für die Blutgruppendiät sind diese paradoxen Zusammenhänge jedoch einleuchtend: Egal ob man satt werden oder abnehmen will – es kommt darauf an, bei der Auswahl der Lebensmittel die Blutgruppe zu berücksichtigen. Ansonsten kann der Körper die Nahrung nicht richtig verwerten, es entstehen Defizite im Nährstoffbereich sowie ungewollte Fettablagerungen, oder umgekehrt eine zu schnelle Verbrennung der Kalorien. Vor allem die Elemente Fleisch, Milch, Fett, Weizen, Kartoffeln und die jeweils ausgeübte Sportart sind hier wichtig.

Dr. Frank Liebke, der die Blutgruppendiät in seiner Praxis unterstützend anwendet, berichtet von seinen Erfahrungen:

> **Info**
>
> „Angeregt durch Veröffentlichungen von D'Adamo in amerikanischen Zeitschriften Anfang der 90er-Jahre begann ich mich während meiner ersten USA-Aufenthalte intensiver mit der Blutgruppendiät zu beschäftigen. Ich muss gestehen, dass ich gleich beim ersten Mal, als ich von seinen Überlegungen zur Verknüpfung von Krankheitsdispositionen und dem ABO-System erfuhr, spontan begeistert war. Die Ausdehnung der ABO-Typologie über die Bereiche der Transfusionsmedizin hinaus faszinierte mich sehr. Bis dahin hatte ich in

meiner Ausbildung und den ersten Berufsjahren im Krankenhaus nichts davon gehört. Bald begann ich mit dem Versuch, mir selbst ein Bild zu verschaffen und suchte nach weiteren Veröffentlichungen zu diesem Thema – oftmals vergeblich. Also versuchte ich, direkt durch Beobachtung am Patienten zu lernen und begann mir Zeichen zur Blutgruppenzugehörigkeit in der Karteikarte zu vermerken und zugleich den Verlauf der Behandlungsgeschichte aufmerksam zu verfolgen. Auf diese Weise sammelte ich Erfahrungen, die mich in der Vermutung bestärkten, dass sich aus dem ABO-System durchaus wichtige therapeutische Hinweise ableiten lassen.

Zweifellos ist die Ernährungs- und Lebensstilberatung eine überaus bedeutsame therapeutische Maßnahme im ärztlichen Alltag, die aus den unterschiedlichsten Gründen dennoch allzu oft vernachlässigt wird. Die Blutgruppendiät bietet mir eine Erfolg versprechende Möglichkeit, den Ratsuchenden bekannte und erprobte diätetische Elemente (Weizenkarenz, Vermeidung von Milchprodukten etc.) nach typologischen Kriterien vorzuschlagen. Das erspart dem betroffenen Patienten eine bisweilen leidvolle Odyssee durch den Dschungel unzähliger Diäten. In den vergangenen Jahren habe ich durch die Blutgruppendiät vielen Menschen helfen können. Allerdings möchte ich vor einer überzogen dogmatischen Haltung bei der Anwendung der Diät warnen. Vielmehr geht es darum, dass Sie nach einer Zeit der persönlichen Erfahrung mit der Blutgruppendiät und trotz der Übernahme mancher typenorientierten Vorschläge aus diesem Buch auf der Basis neuer Erkenntnisse über den eigenen Körper ihre ganz individuellen Ernährungsbedürfnisse entdecken und ihren eigenen Lebensstil finden."

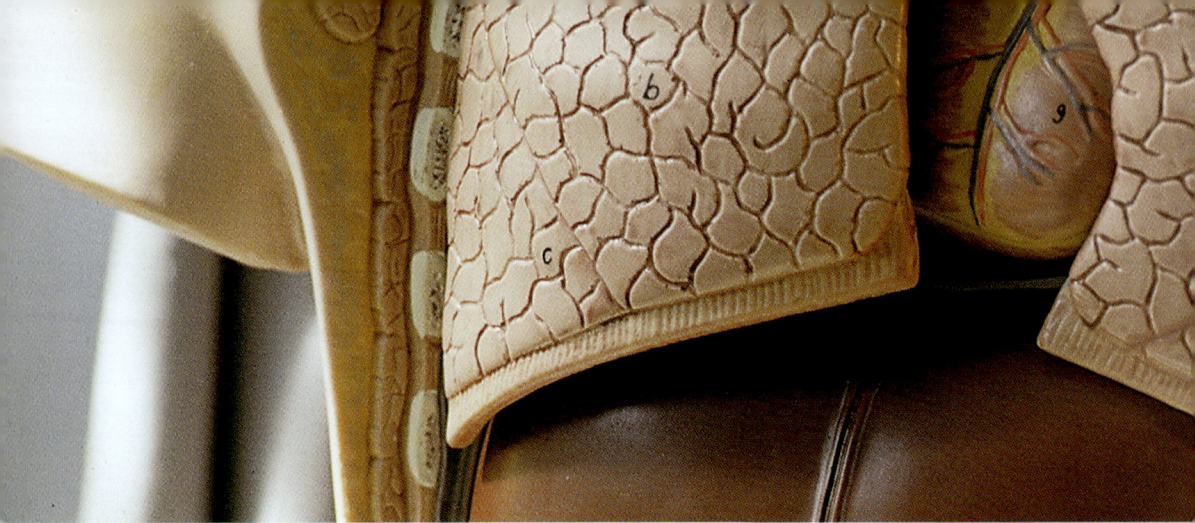

BLUTGRUPPEN UND KRANKHEITEN

Während es früher als Nachteil für Gesundheit und Lebenserwartung angesehen wurde, die Blutgruppe 0 zu haben, gilt es heute als Vorteil – zumindest in den Augen der Statistiker. Eine große Stichprobenuntersuchung in Deutschland bestätigte, dass Menschen mit der Blutgruppe A unter den heutigen Lebensbedingungen insgesamt krankheitsanfälliger sind als Menschen der Blutgruppe 0. Besonders durch ihre Veranlagung zu Krebs erreichen A-Typen seltener das 75. Lebensjahr oder gar ein noch höheres Alter.

Laut Blutgruppentheorie hängt das Risiko für viele Krankheiten entscheidend von der Blutgruppe ab. Wissenschaftlich dokumentiert sind unterschiedliche statistische Zusammenhänge zwischen bestimmten Blutgruppen und dem Auftreten von Krebs, Herz-Kreislauf-Erkrankungen, Magen-Darm-Geschwüren und einigen Infektionskrankheiten.

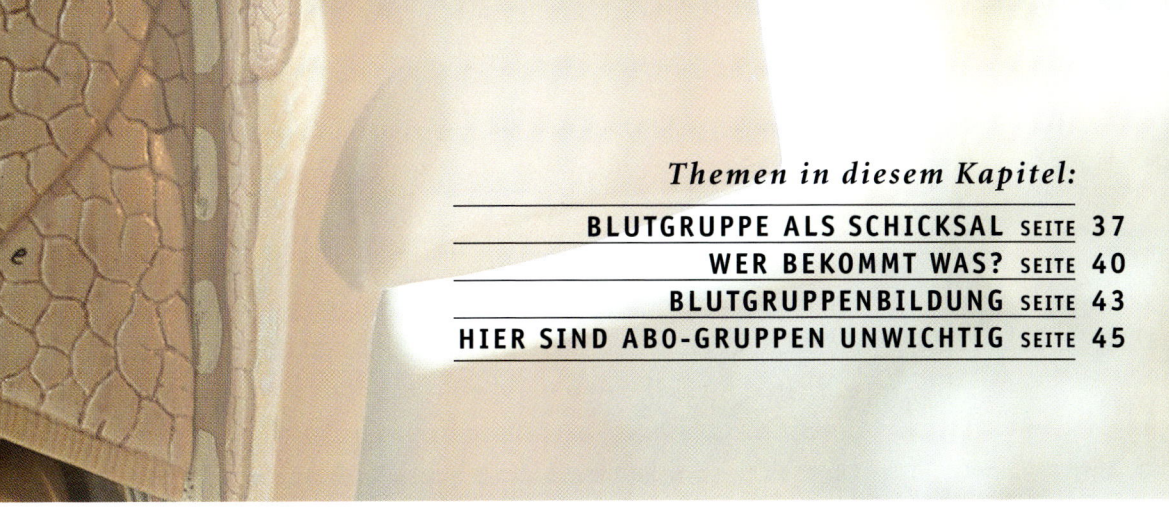

Themen in diesem Kapitel:

BLUTGRUPPE ALS SCHICKSAL	SEITE 37
WER BEKOMMT WAS?	SEITE 40
BLUTGRUPPENBILDUNG	SEITE 43
HIER SIND ABO-GRUPPEN UNWICHTIG	SEITE 45

Blutgruppe als Schicksal – Krankheit als Folge?

Die Blutgruppentheorie geht nicht nur davon aus, dass Blutgruppe 0 eine Neigung zu Magengeschwüren und Blutgruppe A zu Herz-Kreislauf-Erkrankungen hat, sondern vermutet auch Zusammenhänge mit anderen Krankheiten.

Typ 0: Neigt abgesehen von Magen-Darm-Geschwüren angeblich zu Allergien und Blutgerinnungsstörungen. Besonders Asthma und Heuschnupfen seien weit verbreitet. Das 0-Blut enthält ja Anti-A- und Anti-B-Antikörper – es reagiert somit auf mehr Stoffe als das Blut der anderen Typen. Bei Allergien handelt es sich oft auch um Lebensmittelunverträglichkeiten, die durch Lektine hervorgerufen würden und daher durch die richtige Nahrung zu vermeiden seien. Blutgerinnungsstörungen können angeblich entstehen, weil das Blut des Typs 0 vergleichsweise dünn sei und ihm evolutionsbedingt ausreichende Mengen der verschiedenen Blutgerinnungsfaktoren fehlen.

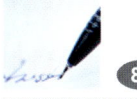

Bei welchen Symptomen die Blutgruppendiät Hilfe bieten kann, erfahren Sie im ServiceCenter auf den Seiten 83–84.

Durch die Fachliteratur sind nur die Zusammenhänge mit Magen-Darm-Geschwüren belegt, bei allen anderen Korrelationen handelt es sich um Spekulationen.

Typ A: Laut Blutgruppentheorie neigt dieser Typ nicht nur zu Herzkrankheiten, sondern auch zu Krebserkrankungen und zur Zuckerkrankheit vom Typ-I. Die Zuckerkrankheit würde durch Missachtung der Blutgruppenernährung entstehen. Diese Erklärung ist besonders beachtlich, denn der Typ-I-Diabetes galt bislang eindeutig als Erbkrankheit. Das Risiko an Krebs zu erkranken sei deshalb erhöht, weil Tumor-Marker, also die Antigene auf den Tumorzellen, hauptsächlich A-ähnliche Eigenschaften hätten. Damit würden sie von den Antikörpern des A- und AB-Typs schwer erkannt.
Die Wissenschaft hatte sich schon vor Jahrzehnten des Zusammenhanges zwischen Blutgruppe und Krebs angenommen. Viele Arbeiten belegen den Zusammenhang, genauso viele bezweifeln ihn.

Typ B: Dieser Typ soll zu ungewöhnlichen viralen und neurologischen Erkrankungen wie Multipler Sklerose (MS) und Amyotropher Lateralsklerose (ALS) neigen. Die Begründung: Er sei evolutionsbedingt an Ernährungs- und Umweltveränderungen gewöhnt und habe daher ein starkes Immunsystem, das mit den meisten Infektionen leicht fertig wird. Die beiden Ausnahmen MS und ALS würden aber möglicherweise durch einen in der Jugend erworbenen Virus ausgelöst, dessen Oberfläche den B-typischen Erythrozyten ähnelt. Daher kann der B-Typ gegen diese Viren keine spezifischen Antikörper ausbilden.

In der wissenschaftlichen Fachwelt ist leider von all diesen Zusammenhängen nichts bekannt.

Typ AB: Menschen mit dieser Blutgruppe seien besonders anfällig für Infektionen, Magenkrebs und Perniziöse Anämie (Vitamin B_{12}-Mangel). Das Immunsystem dieses Typs besitzt ja keine Antikörper gegen die Blutgruppenmerkmale von A und B. Deshalb haben alle Bakterien und Viren ein leichtes Spiel, die sich auf ihrer Oberfläche mit den beiden Merkmalen maskieren. Der Typ AB hat also ein sehr tolerantes Immunsystem. Hier stimmen die Vertreter der Wissenschaft der Blutgruppentheorie ausnahmsweise zu. Ob die AB-Typen aufgrund eines niedrigeren Magensäurespiegels tatsächlich zu bösartigen Magentumoren neigen, oder zu einer mangelhaften Bindung des Vitamins B_{12}, ist hingegen Spekulation.

Die Neigung zu Magengeschwüren beim 0-Typus ließe sich mit der Blutgruppendiät auf den erhöhten Gehalt an Magensäure zurückführen, der es dem Körper einerseits erlaubt, Fleisch gut zu verdauen, aber andererseits für Reizungen an den Magenwänden sorgen kann. Auch in der wissenschaftlichen Literatur wird diese Möglichkeit diskutiert, obwohl sich der Magen normalerweise nie selbst verdaut.
Um seinen Stoffwechsel anzukurbeln, braucht der Typ 0 laut Blutgruppendiät substanzielle Nahrung wie Fleisch. Diese Empfehlung für Menschen mit der Blutgruppe 0, trotz einer statistischen Häufung von Magen-Darm-Geschwüren Fleisch zu essen, widerspricht den heutigen Erkenntnissen der Wissenschaft. Laut Ernährungswissenschaft bedeutet viel Fleisch und Fett auf dem Speiseplan ein mögliches Risiko für Magen- und Darmkrebs sowie für Herz-Kreislauf-Erkrankungen.

Gesicherte Zusammenhänge
Die Empfehlungen, dass sich Menschen mit Blutgruppe 0 und A unterschiedlich in Bezug auf Fleisch und Kohlenhydrate verhalten sollen, wird von der Wissenschaft unterstützt: Nach

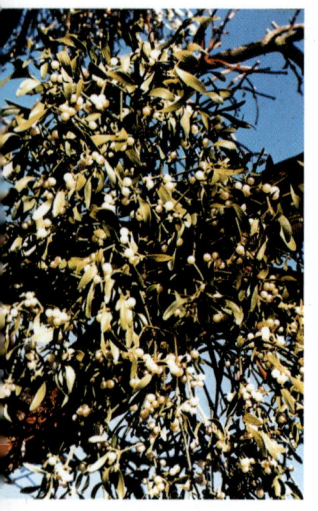

Die Mistel als Heilpflanze wird vor allem in der Krebstherapie eingesetzt, darüber hinaus sind aber auch andere Anwendungsgebiete bekannt, z. B. die Behandlung von Bluthochdruck.

epidemiologischen Untersuchungen haben Menschen der Blutgruppe A tatsächlich häufiger Herzkrankheiten und Karzinome des Dickdarms, Rektums, Uterus, Ovars und der Brust als andere Menschen.

Menschen der Blutgruppe B erkranken eher an Asthma bronchiale. Hingegen sind Menschen mit Blutgruppe 0 weniger anfällig für Herz-Kreislauf-Erkrankungen. Sie neigen jedoch zu Magen- und Darmgeschwüren. Besonders auffällig sind die Geschwüre des Zwölffingerdarms: Sie sind beim Blutgruppentyp 0 bis zu 40 % häufiger als bei den anderen Gruppen. Blutgruppe AB ist überzufällig häufig bei Patienten mit bösartigen Speicheldrüsenhormonen, Kehlkopfkrebs, chronischer Leukämie und Diabetes mellitus. In einer anderen Studie wird gezeigt, dass es im Dünndarm von Typ 0 und B besonders viele Enzyme gibt, die Fleischproteine aufspalten.

Wer bekommt was?

Nach dem heutigen Wissensstand gibt es Zusammenhänge zwischen manchen Krankheiten (v. a. Verdauungsstörungen, Krebs und Infektionen) und Blutgruppentyp, die jedoch komplexer sind, als in der Blutgruppentheorie dargestellt wird. Dies liegt daran, dass der Mensch 120 Blutgruppenmerkmale aufweist, die alle mit einbezogen werden müssten. Bei Malaria beispielsweise ist die Blutgruppe Duffy entscheidend. Der Malaria-Parasit heftet sich an die Merkmale dieser Blutgruppe. So überleben in Afrika hauptsächlich Menschen der Blutgruppe Duffy-negativ, denn bei ihnen nimmt die Krankheit einen viel milderen Verlauf. Europäer und Amerikaner hingegen sind meistens Duffy-positiv und daher stark malariagefährdet.

Auf vergleichbare Weise sind Menschen mit der Blutgruppe P gefährdet, durch bestimmte Kolibakterien eine Nierenbeckenentzündung zu bekommen. Menschen, bei denen die Merkmale von P fehlen, sie haben die Blutgruppe p, haben keinen Rezeptor für diese Kolibakterien.

Infektionen

Dass die Blutgruppe hinsichtlich der Infektionsanfälligkeit eine Rolle spielt, lässt sich mit zwei Prinzipien erklären.
1. Bakterien, Viren und auch Pilze besitzen Lektine, mit denen sie sich speziell an die blutgruppentypischen Oberflächen von Körperzellen binden können. Sie finden dann leichter Zugang in die Körperzellen. In diesem Fall ist es schlecht für einen Menschen mit einer bestimmten Blutgruppe, wenn das Lektin des Erregers zu seiner Blutgruppe passt.
2. Blutgruppenähnliche Bakterien werden durch den Schleim gefangen, wenn sie über die Luftröhre in die Lunge gelangen wollen. Die Bakterien gehen den dort sitzenden Lektinen sozusagen auf den Leim. In diesem Fall ist es gut für den Menschen, wenn seine Lektine zu dem Erreger passen, weil diese dann wie eine Immunabwehr reagieren können.

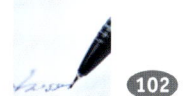

Hilfe zur Selbsthilfe bei alltäglichen Gesundheitsstörungen finden Sie auf den Seiten 102–104 im ServiceCenter.

Magengeschwüre

Für das Geschwür an Magen und auch Zwölffingerdarm sind Menschen mit Blutgruppe 0 besonders anfällig. Wie man seit bald zehn Jahren sicher weiß, handelt es sich dabei meist um eine Infektion durch das Bakterium Helicobacter pylori. Dieser Erreger haftet sich mithilfe seiner Lektine zuerst an die Oberfläche der Schleimhautzellen und dringt dann in die Schleimhaut ein. Er hat sich nämlich auf die Zuckerstrukturen spezialisiert, welche die Blutgruppenmerkmale des Typs 0 bilden. Sie binden dort also an das für Blutgruppe 0 typische Zuckermolekül Fucose. Wenn der Erreger jedoch in den

Im Dünndarm von Menschen mit den Blutgruppen 0 und B gibt es mehr Enzyme, die Fleischproteine aufspalten, als bei anderen Bluttypen. Sind sie also doch genetisch dafür ausersehen, Fleisch zu verdauen?

Magen-Darm-Trakt eines anderen Bluttypen vordringt, dann findet er dort nicht die optimalen Andockstellen und wird mit dem Nahrungsbrei leichter durch den Darm nach außen befördert.

Krebserkrankungen

Über den Zusammenhang zwischen den Blutgruppen und Krebs wurde schon viel geforscht, mit unterschiedlichen Resultaten. Zwei Haupttendenzen zeichnen sich jedoch ab: Krebs hat wohl tatsächlich eine Neigung für Blutgruppe A, insbesondere Magen- und Darmkrebs. Hypophysentumore (im Gehirn) scheinen eher die 0-Träger zu treffen. Interessanter als solche Behauptungen sind aber andere Beziehungen: Wenn sich ein Krebs entwickelt, hat dies auch Einfluss auf die Blutgruppe. Die Anzeiger des Krebses, die so genannten Tumormarker im Blut, bilden sich nämlich aus den Blutgruppenmerkmalen heraus, indem sie einige Merkmale verlieren. So kann man einen Bauchspeicheldrüsentumor nachweisen, indem man nach den veränderten Merkmalen der Lewis-Blutgruppe sucht. Bei Brustkrebs findet man Tumormarker, die A-ähnlich sind. Das Spannende: Diese entarteten Blutgruppenmerkmale können wir mithilfe von Lektinen nachweisen, ein für die Krebsdiagnose wichtiges Verfahren.

A-ähnliche Tumormarker

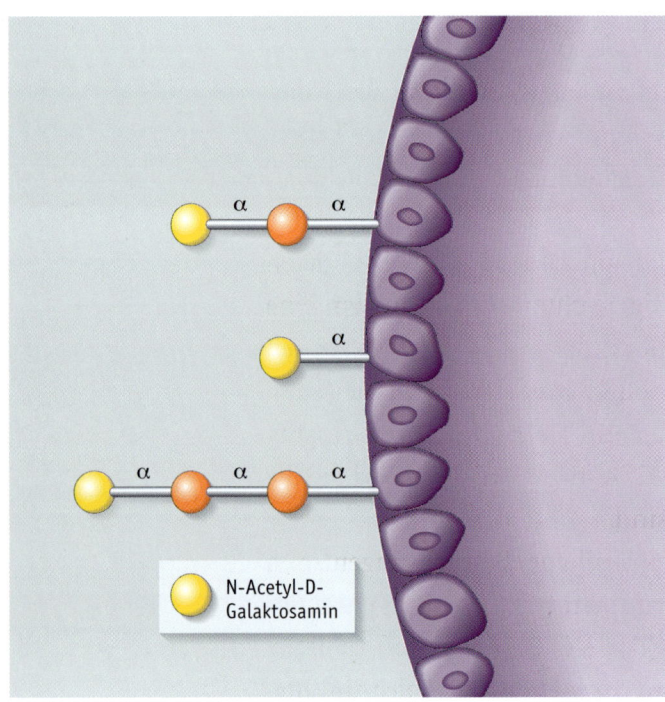

Blutgruppenbildung: Die Mikrobe machts

Bakterien und Viren können blutgruppenähnliche Substanzen auf ihren Oberflächen tragen und von daher mit den Blutgruppenmerkmalen in besonderer Weise reagieren. Wenn ein Bakterium in den Körper eindringt und sich mit ähnlichen Blutgruppenmerkmalen maskiert hat, wird es nicht oder erst später als Feind entlarvt. Es hat bis dahin die Chance, große Schäden anzurichten. Wenn es aber in einen Körper mit einer gegensätzlichen Blutgruppe eindringt, dann hat der Körper schon die Antikörper gegen das Bakterium in sich. Denn die Antikörper gegen eine fremde Blutgruppe aus dem AB0-System bildet der Mensch nach der Geburt aus und trägt sie von da an immer in sich. Das Bakterium mit der fremden Blutgruppe trifft also quasi auf eine bereits alarmierte Abwehr und hat meist eine geringe Überlebenschance. So geht die Verteilung der Blutgruppen auf Seuchenzüge in geschichtlicher und vorgeschichtlicher Zeit zurück.

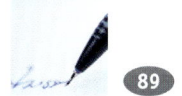

Ob Ihnen zusätzliche Mineralien und Vitamine helfen und welche Sie bevorzugen sollten, erfahren Sie im ServiceCenter auf den Seiten 89–94.

Blutgruppe 0 ist beispielsweise besonders anfällig für die Erreger der Pest, weil diese das 0-Antigen (Fucose) oder Bausteine davon tragen. Personen der Gruppen A, AB und B besitzen wenig 0-Antigene, weshalb sie leichter und schneller eine große Anzahl an entsprechenden Antikörpern bilden können. So haben die Gruppen A, B und AB bei einer Pestepidemie einen Selektionsvorteil, da die Pesterreger nicht gleichmäßig alle Blutgruppenträger befallen können, sondern bei der Gruppe 0 am erfolgreichsten sind.

Für die Pockenseuche gibt es ähnliche Betrachtungen. Das Pockenvirus trägt die A-Substanz auf seiner Oberfläche. Dies bewirkt bei Personen der Gruppen B und 0 einen milderen Krankheitsverlauf, weil diese Gruppen bereits die Abwehr-

Untersuchungen, die im letzten Jahrhundert an den Überlebenden einer Pockenepidemie in Indien und Pakistan durchgeführt worden waren, bestätigen: Menschen mit Blutgruppe 0 und B sind statistisch gesehen besser gegen das Pockenvirus geschützt.

stoffe Anti-A in sich tragen. In diesem Fall haben die Blutgruppenträger A und AB einen Selektionsnachteil.

Bestimmte Kolibakterien sind wiederum der Blutgruppe A ähnlich. Hier sind die Menschen des Typs B im Vorteil, weil sich die Bakterien im Organismus eines A-Typen besonders leicht ausbreiten können. Andere Kolibakterien verhalten sich hingegen B-ähnlich, denn auch Bakterienstämme sind ja flexibel und passen sich an günstige Umstände an. So verhalten sich auch Salmonellen und Staphylokokken je nach Stamm unterschiedlich.

> **Intermezzo**
>
> ## *Erfahrung kontra Wissenschaft*
> Die Wissenschaft hat sich immer wieder mit dem Zusammenhang zwischen Blutgruppe und Krankheiten beschäftigt. Viele mögliche Beziehungen wurden erwogen, untersucht und wieder verworfen. Die vermuteten Beziehungen der Blutgruppen zu Plattfüßen, Epilepsie, Allergien, Diabetes, Tuberkulose oder Perniziöser Anämie hielten der kritischen Untersuchung nicht stand. Nach einer Arbeit von 1930 sollen Personen mit Blutgruppe 0 die besten Zähne haben, gefolgt von Personen mit der Gruppe AB, während A- und B-Menschen angeblich die schlechtesten Zähne haben. Man war also auch in der vermeintlich trockenen Wissenschaft sehr fantasievoll.
>
> Heute, nach etwa 100 Jahren Blutgruppenforschung, sind viele dieser euphorischen Spekulationen auf der Strecke geblieben. Die Wissenschaftler sind zu dem Ergebnis gelangt, dass nur Beziehungen zwischen Blutgruppen und Infektionskrankheiten sowie in gewisser Weise zwischen Blutgruppen und Krebs bestehen.

Hier sind AB0-Gruppen unwichtig

Während die Blutgruppendiät davon ausgeht, dass Allergien, altersbedingte Erkrankungen, Autoimmunerkrankungen, Blutkrankheiten, Diabetes, Fortpflanzungsstörungen, Hautkrankheiten, Kinderkrankheiten und Lebererkrankungen ebenfalls in Abhängigkeit von den Blutgruppen auftreten, vertritt die wissenschaftliche Seite die Auffassung, dass von den genannten Krankheiten nur bei Autoimmunerkrankungen Lektine wichtig sein können, aber die Blutgruppe keine Rolle spielt

Auch die Heilung oder positive Beeinflussung dieser Krankheiten mithilfe der Blutgruppendiät ist wissenschaftlich nicht bewiesen. Nachgewiesen ist lediglich die Möglichkeit, eine Infektion mit Kolibakterien zu bessern, indem man spezielle Zucker einnimmt, welche die Bakterienlektine von den Schleimhautzellen verdrängen.

Auf wissenschaftlicher Seite geht man davon aus, dass Bluthochdruck zwar mit den Blutgruppen zu tun haben kann, allerdings nicht mit dem AB0-System, sondern mit dem MN-System. Es gibt Hinweise, dass Menschen mit den Blutgruppen MN erblich zu Bluthochdruck neigen, im Gegensatz zu Menschen mit den Blutgruppen NN und MM. Dafür, und für die blutgruppenabhängige Verteilung von Krebs, hat die Wissenschaft allerdings noch keine Erklärung. In jedem Fall bleibt dies ein spannendes Forschungsgebiet und eine Herausforderung für die Wissenschaft.

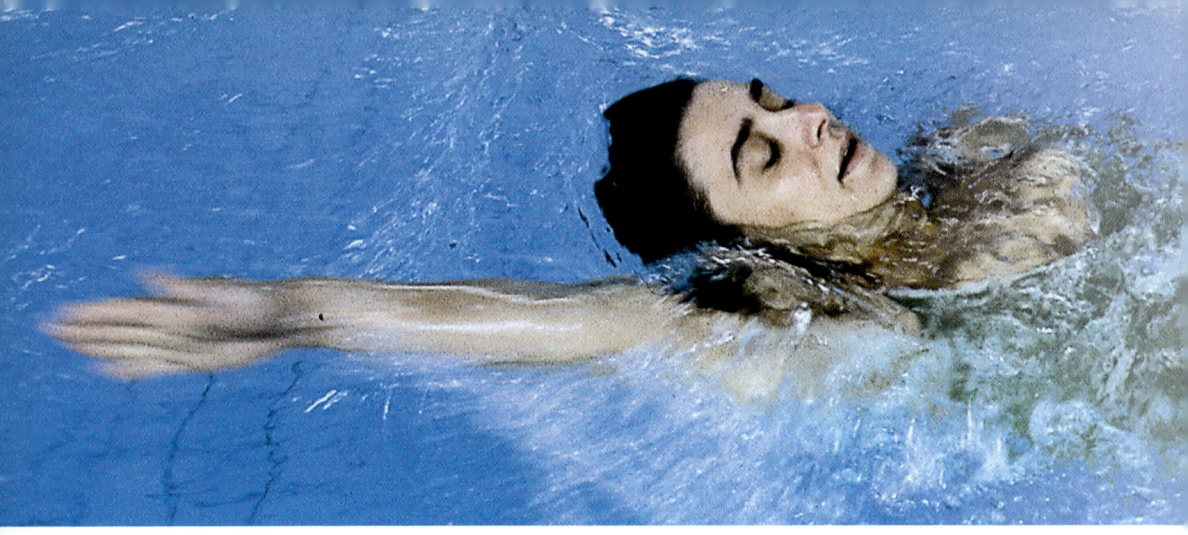

BLUTGRUPPEN UND SPORT

„No Sports" sagte der britische Premierminister Sir Winston Churchill – und ist 91 Jahre alt geworden. Der Filmschauspieler Luis Trenker kraxelte hingegen bis ins hohe Alter in den Bergen herum und starb auch erst mit 98 Jahren. Wie wichtig ist Sport denn nun tatsächlich für die Gesundheit?

Alles in unserem Körper – die Anatomie und der Stoffwechsel – hat sich durch die Evolution auf Bewegung und Anstrengung eingestellt. In welchem Ausmaß wir uns allerdings bewegen, hängt von unserem Typ ab, und der wiederum wird auch von unserer Blutgruppe bestimmt. Auch Churchill hat sich übrigens regelmäßig bewegt. Er wanderte viel und ließ selbst im Beruf keine Gelegenheit aus, sich körperlich zu betätigen. Zu seinen politischen Treffen ließ er sich oft genug nicht chauffieren, sondern ging zu Fuß. Die berühmt gewordene Variante seines Ausspruchs als „Sport ist Mord" beruht denn

Themen in diesem Kapitel:

FINDEN SIE DIE RICHTIGE SPORTART SEITE **47**
SPORT IST MORD – AN VIELEN KRANKHEITEN SEITE **52**

auch auf einem Übersetzungsfehler. Im Englischen bezeichnet man mit „sports" den Hochleistungssport. Joggen, Wandern, Schwimmen oder Gymnastik heißt im englischen „exercises". Churchill plädierte sogar ausdrücklich dafür, „exercises" zu betreiben, und riet nur vom Hochleistungssport ab. Auch im Rahmen der Blutgruppendiät wird recht genau beschrieben, welche Sportart für wen angemessen ist.

Finden Sie die richtige Sportart

Bestimmt haben Sie selbst auch schon die Erfahrung gemacht, dass Ihnen nicht jede Art von Bewegung gleichermaßen gut tut. Denn nicht jeder Sport ist für alle Menschen gleich gesund. Einige Menschen brauchen einen intensiven Powersport und andere eher sanfte Bewegungen. Wer welchen Sport verträgt, das hat sich möglicherweise in grauen Vorzeiten bei unseren „Blutgruppenverwandten" entschieden.

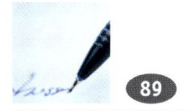

Welcher Konstitutionstyp Sie sind, erfahren Sie im ServiceCenter auf der Seite 89.

Typ 0: Auspowern!

Bewegung und Sport spielen für 0-Typen eine besonders wichtige Rolle. Denn die unmittelbaren Vorgänger dieses Bluttypen waren ja die Jäger und Sammler, die ein besonders entbehrungsreiches und hartes Leben führten. Gefahr aktivierte in ihnen sofort die Muskelbereitschaft, um entweder zu fliehen oder zu kämpfen. Von daher sollte der 0-Typ Stress sofort körperlich abreagieren – natürlich nicht mit den Instrumenten seine Vorfahren, sondern sportlich.

Die enge Beziehung des 0-Typen zum Sport basiert auf biochemischen Grundlagen. Unter Stress produziert der Typ 0 eine im Vergleich zu anderen Bluttypen hohe Menge an Dopamin, der Vorstufe von Adrenalin. Adrenalin ist das Stresshormon. Es aktiviert körperlich und psychisch sehr stark. Unter anderem stimuliert es die Ausschüttung von Kortison im Körper, das sich beim Typ-0 zwar nur langsam im Blut erhöht, aber recht lange auf einem hohen Pegel bleibt. Die rasche Bereitstellung großer Adrenalinmengen und ein längerfristig erhöhter Kortisonspiegel stellen eine Alarmreaktion des Körpers dar: Die Energiespeicher des Körpers werden mobilisiert, die Skelettmuskeln aktiviert und der Herzrhythmus beschleunigt. Die Durchblutung der anderen inneren Organe wird gedrosselt. Die gesündeste Antwort auf diese biochemische Stresslage ist daher, sie als Startschuss für einen Waldlauf oder eine Trainingsrunde auf dem Heimtrainer aufzufassen. Intensiver Sport, vielleicht direkt nach Feierabend, unterstützt den Abbau der Stresshormone am wirkungsvollsten.

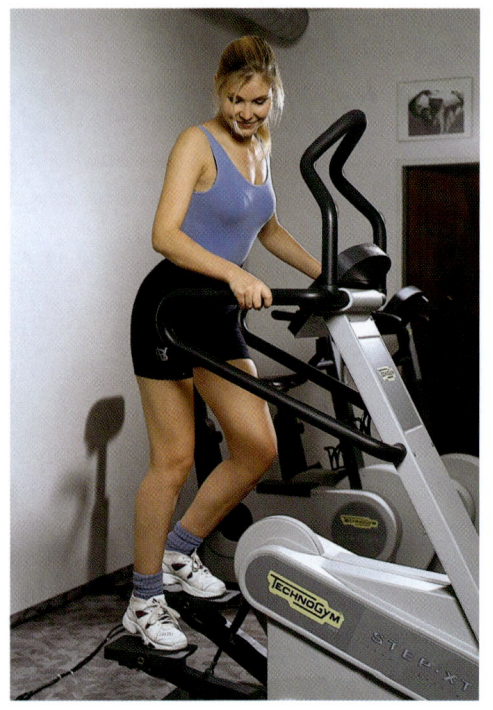

So richtig auspowern auf dem Steppgerät – ideal für Blutgruppe 0!

Ein regelmäßiges intensives Training hebt längerfristig die Stimmung und sorgt für emotionale Ausgeglichenheit. Es ermöglicht es dem 0-Typen zudem, ein gutes Gewicht zu halten. Die Dauer des täglichen Trainings, die Häufigkeit und das Ausmaß der Anstrengung sind beim 0-Typen höher als bei anderen Menschen. Die Blutgruppendiät empfiehlt u. a. Aerobic, Joggen, Gewichtstraining, Kampfsport. Falls Sie zu den untrainierteren Menschen gehören, sollten Sie Gymnastik, Training an einem Step-Gerät, schnelles Gehen oder Tanzen bevorzugen.

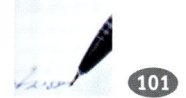

Mehr Tipps zum geeigneten Sport für Ihre Blutgruppe finden Sie im ServiceCenter auf der Seite 101.

Typ A: Besänftigen!

Die A-Typen brauchen beruhigende Sportarten, um Stress abzubauen. Wenn sie sich körperlich auspowern wie der 0-Typ, fühlen sie sich meist eher erschöpft und unwohl. Mit leichteren Formen der körperlichen Betätigung wie Yoga oder Tai Chi fühlen sie sich frisch und energiegeladen.

Anthropologisch begründet die Blutgruppentheorie diese Eigenart des A-Typs damit, dass seine Vorfahren nicht mehr so sehr wilden Raubtieren und unwirtlicher Natur ausgesetzt waren, wie die Jäger und Sammler. Sie hatten sich niedergelassen und betrieben Ackerbau. Auch wenn diese Art des Broterwerbs sehr anstrengend war, musste doch der Körper des A-Typs nicht immerzu auf Flucht oder Kampf eingestellt sein. Zudem lernte der A-Typ, seine Emotionen zu zügeln, da er in der Gemeinschaft auf das Zusammenleben mit den anderen Mitgliedern der Gruppe angewiesen war.

Biochemisch stellt sich beim A-Typ unter Stress folgende Reaktion ein: Er baut relativ rasch einen hohen Kortisonspiegel im Blut auf, der sich allerdings ziemlich schnell wieder reduziert. Im Vergleich zum 0-Typen, der ja unter Stress zu einem erhöhten Adrenalinspiegel neigt, muss der A-Typ also mit Kortison fertig werden, einem Hormon, dessen Wirkung

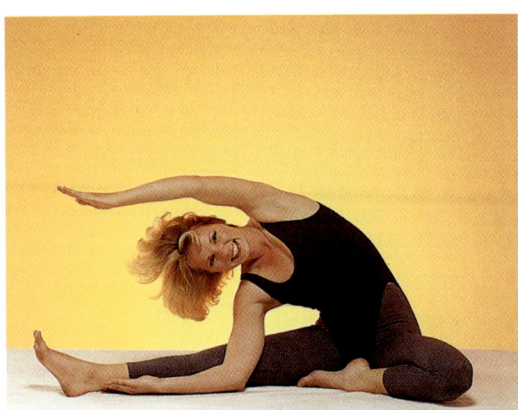

Yoga-Übungen sind vor allem für den A-Typ gut geeignet!

sich eher im Kopf als in der Muskulatur manifestiert. Der A-Typ neigt also in Stresssituationen zu einer extrem angespannten Aufmerksamkeit. Weil eine häufige und lang andauernde Kortisonüberflutung Veränderungen und Schäden im Gehirn verursachen kann, muss der A-Typ seinen Körpers dabei unterstützen, das Kortison rasch wieder abzubauen. Dies gelingt ihm am besten durch meditative Übungen im Alltag, die gleichzeitig vor neuerlichen Kortisonspitzen im Blut schützen.

Insbesondere der A-Typ sollte sich fragen, ob er sich stressbelasteten Situationen überhaupt aussetzen muss. Gelegentlicher Eustress (positiver, stimulierender Stress) schadet ihm nicht. Befindet er sich aber in einer dauerhaften Stressatmosphäre, beispielsweise durch das Betriebsklima im Beruf oder eine unglückliche familiäre Situation, so ist er besonders gefährdet, krank zu werden. Zu viel Stress manifestiert sich beim A-Typen durch Herzkrankheiten und Krebs. Bei Untersuchungen im Fachgebiet der Psychoneuroimmunologie konnte festgestellt werden, dass Krebspatienten oft einen hohen Kortisonspiegel aufweisen. Das Kortison aber schwächt das Immunsystem, indem es die Botenstoffe (Interleukine) beeinflusst. Dadurch hemmt Kortison die Reaktionen auf Entzündungen und die Abwehrmechanismen.

Um die Stressbelastung des Körpers erfolgreich und dauerhaft abzubauen, sollte der A-Typ ungefähr jeden zweiten Tag sportlich sein. Neben den fernöstlichen Methoden gelten auch Radfahren, Golf und Stretching als meditative Sportarten, die für diesen Typ empfehlenswert sind.

Typ B: Balance suchen!

Mehr als andere braucht der B-Typ eine ausgewogene Mischung zwischen körperlicher und geistiger Tätigkeit, um physisch und psychisch fit zu bleiben. Daher ist es für ihn wichtig, sich körperlich anzustrengen, aber sich auch regelmäßig zu entspannen. Von ihrer Herkunft her sind es die B-Typen gewohnt, körperliche Leistungen zu erbringen. Um über die weiten Steppen der Mongolei zu reiten, war zähe Ausdauer erforderlich. Die langen Winternächte wiederum bedeuteten eher Müßiggang und verlangten nach innerer Ruhe und Ausgeglichenheit. Vielleicht ist es auf diesem Wege zu verstehen, dass der B-Typ zwei unterschiedliche Mechnismen benötigt, um sich geistig und körperlich wohl zu fühlen. Von den oben beschriebenen Extremreaktionen auf Stress ähneln sie eher den 0-Typen. Aber im Prinzip kommen sie mit Stress problemlos klar. Sie können sich neuen Situationen besonders gut anpassen und ohne übertriebene innere Beteiligung flexibel mit unangenehmen Umständen umgehen. Im Sport tut ihnen etwas weniger Power gut, zudem profitiert er von Entspannungsübungen.

Der B-Typ kennt die Extreme: Ausdauer einerseits, Entspannung andererseits.

Typ AB: Zur Ruhe kommen!

Von seinen Genen her trägt der AB-Typ die Anlagen von A und B in sich. Beide Anlagen sind vor allem bei der Auswahl der Nahrungsmittel und bei der Neigung zu Krankheiten relevant. Auf Stress reagiert der AB-Typ genau wie der A-Typ mit geistiger Anspannung. Daher sind für ihn die gleichen entspannenden Körperübungen wichtig, die dem A-Typen empfohlen werden. Der AB-Typ braucht leichte körperliche Anstrengung und soll gleichzeitig innerlich zur Ruhe kommen. Die Blutgruppentheorie empfiehlt u. a. ein ausgiebiges Praktizieren von Tai Chi, Hatha Yoga oder regelmäßiges und langes Schwimmen.

> **Intermezzo**
>
> *Erfahrung kontra Wissenschaft*
> Über die Topathleten und ihre Blutgruppen gibt es leider keine Statistik, wohl aber Reihenuntersuchungen aus dem Jahr 1927. Demnach sind A-Menschen für „Torwartaufgaben" besonders geeignet und B-Typen sind die „Ruck-zuck-Menschen". Die Untersuchungen gelten mittlerweile als veraltet und kurios. Die moderne Erkenntnis: Träger der Blutgruppe 0 besitzen ein „bisschen mehr Fitness" (Jörgensen), aufgrund der prozentual selteneren Häufigkeit von Herz-Kreislauf-Erkrankungen in der Gruppe der 0-Typen.

Sport ist Mord – an vielen Krankheiten

Zwingen Sie sich im sportlichen Bereich zu nichts und streben Sie keine Höchstleistungen an. Denn Spaß und Freude wirken auf den Körper wie Eustress. Mit Freude ausgeführter Sport mittlerer Intensität ist besser für Ihr Immunsystem.

Die Zusammenhänge zwischen Stress, Sport und dem Immunsystem sind mittlerweile wissenschaftlich nachgewiesen und anerkannt.
Die Empfehlungen der Blutgruppentheorie, bei Stress zu joggen und bei permanenter innerer Unruhe Yoga zu betreiben, sind aus medizinischer Sicht auf jeden Fall zu unterstützen. Durch den Sport gibt es nämlich eine leichte Entzündung in den Zellen des Muskelgewebes. Diese wirkt auf das Immunsystem stimulierend. Wie bei einem leichten Infekt bilden sich als Antwort auf den sportlichen Außenreiz mehr und leistungsfähigere Immunzellen. Somit trainiert und stabilisiert ein moderater Ausdauersport das Immunsystem und kann sogar vor Krebs schützen. Die wichtigste Auswirkung ist dabei jedoch die Entwicklung einer Stressresistenz. Menschen, die

regelmäßig Sport treiben, werden ruhiger, gelassener und verarbeiten ihre Disstresserlebnisse besser.

In Abwandlung an das vermeintliche Zitat von Churchill könnte man also auch mit Prof. Uhlenbruck formulieren: „Sport ist Mord – an vielen Krankheiten." Und das gilt für Menschen aller Blutgruppen, solange sie moderaten Ausdauersport betreiben. Finden Sie auch unabhängig von den Empfehlungen der Blutgruppentheorie heraus, was Ihnen Spaß macht und gut tut.

Hochleistungssport hingegen kann gefährlich werden, weil das Immunsystem dadurch geschwächt wird. Das Immunsystem ist dann besonders stark mit dem Entzündungsgeschehen im Muskel beschäftigt. Die Immunzellen sind örtlich gebunden und das Immunsystem ist überfordert.

Sport weist alle Symptome einer aseptischen Entzündung auf und stimuliert daher das Immunsystem.

Bildlich gesprochen: „Das Immunsystem geht sozusagen in den Keller. Für Bakterien und Viren, die durch das geöffnete Fenster kommen, hat es keine Abwehrkapazität mehr frei." So können sich Viren und Bakterien bei Leistungssportlern leicht vermehren und Infekte sich ausbreiten. Zudem werden bei ihnen die Körperzellen bei der Anlage optimal ausgestattet. Die Anzahl der Rezeptoren nimmt in der Folge zu, ebenso die der Blutgruppenmerkmale.

Zusammenhänge zwischen Stress, Immunsystem und Sport

Bakterien und Viren finden somit mehr Andockstellen, wenn sie sich auf Blutgruppensubstanzen spezialisiert haben. Dieses Prinzip der Hochregulation mit der damit verbundenen Infektanfälligkeit trifft auf alle Bluttypen zu. Daher müssen alle Sportler in besonderer Weise ihr Immunsystem stärken.

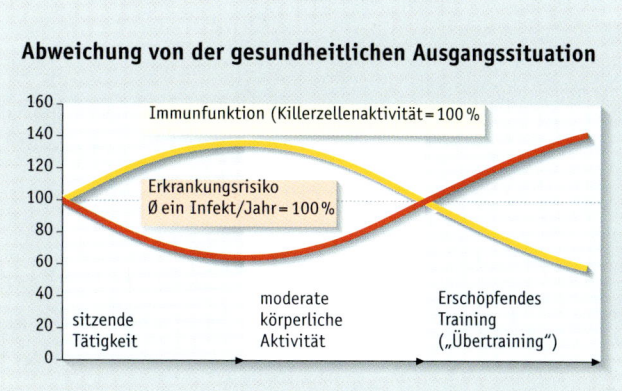

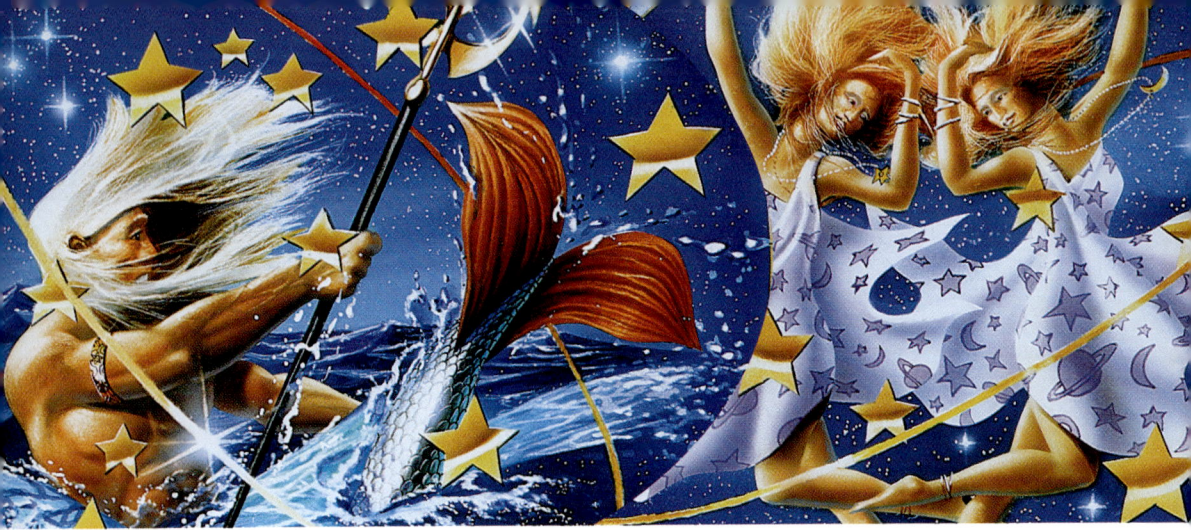

BLUTGRUPPEN UND CHARAKTER

Der Mensch wird nicht nur vom Verstand oder von Gefühlen geleitet, sondern auch von seiner komplizierten Biochemie. So lässt sich die Anziehungskraft eines Sexualpartners auf dessen Duftstoffe und Pheromone zurückführen, oder unser Denkvermögen auf die Anzahl der Vernetzungen in unserem Gehirn. Die Blutgruppentheorie geht davon aus, dass die Blutgruppe dabei eine nicht unwesentliche Rolle spielt: Auf noch nicht geklärte Weise könne die Blutgruppe auf den Hormonhaushalt Einfluss nehmen und damit Temperament und Gefühle prägen.

Für die Wissenschaft ist bislang allerdings nur sicher, dass es unterschiedliche Stresstypen gibt. Den Einfluss der Blutgruppe auf die Psyche bezweifelt sie sehr, trotz vereinzelter Studien zu dem Thema.

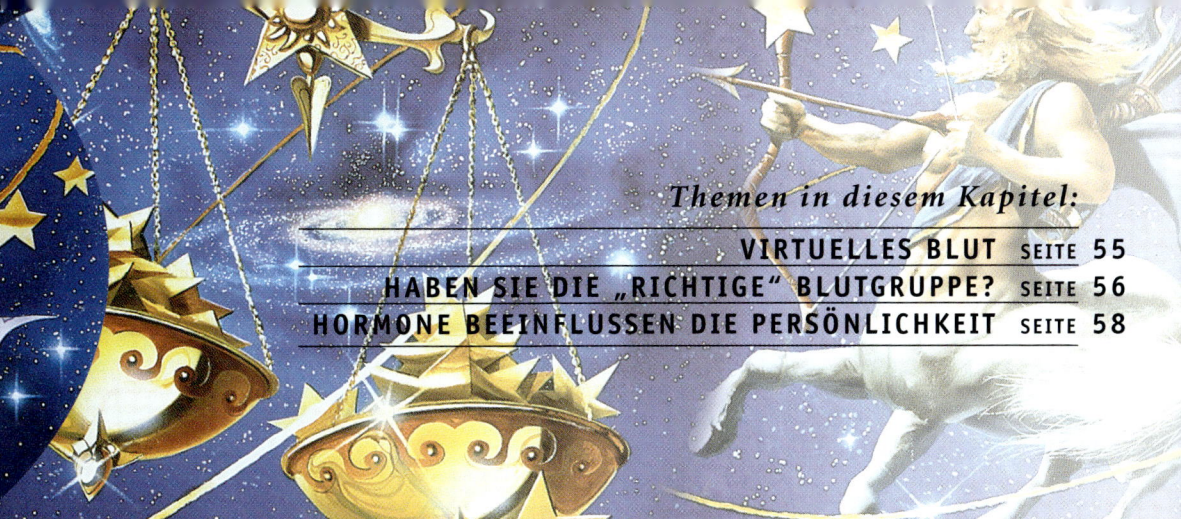

Themen in diesem Kapitel:

VIRTUELLES BLUT	SEITE 55
HABEN SIE DIE „RICHTIGE" BLUTGRUPPE?	SEITE 56
HORMONE BEEINFLUSSEN DIE PERSÖNLICHKEIT	SEITE 58

Virtuelles Blut

Was haben John F. Kennedy, Marilyn Monroe und die virtuelle Lady Lara Croft gemeinsam? Sie alle drei gehören zur Blutgruppe AB! Vom Aspekt der Blutgruppentheorie her keine Überraschung: Denn die AB-Typen gelten als kreativ und charismatisch, und von daher als natürliche Führungspersönlichkeiten. Unser Schicksal steht also nicht nur in den Sternen geschrieben, sondern liegt vielmehr im Blut. Für überzeugte Anhänger der Blutgruppentypologie hängt es von der Blutgruppe ab, was der Mensch ist (und nicht nur, was er isst) und was aus ihm wird. Folgerichtig wird selbst in den Steckbriefen der computeranimierten Stars häufig eine Blutgruppe angegeben. Und wenn in den virtuellen Helden der japanischen Sailorkriege „echte" Blutgruppenmerkmale fließen, dann natürlich auch in der amerikanischen Powerlady schlechthin: Lara Croft, die ihr durch die Blutgruppe angeborenes Führungsgeschick mit Sexappeal und einer 9-mm-Pistole unterstützt. Wen kümmert es, dass auch Lara Croft nur auf dem Computermonitor lebt?

Den Tierkreiszeichen bestimmte Charaktereigenschaften zuzuweisen, sind wir gewohnt – doch was ist dran an der These, dass unser Wesen von der Blutgruppe bestimmt wird?

Haben Sie die „richtige" Blutgruppe?

In Japan sind solche Typologisierungen derzeit ein Kult. So wie man beim Smalltalk im Westen nach dem Sternzeichen fragt, spricht man in Japan über Blutgruppen. Jedem der vier AB0-Typen werden nämlich ganz besondere und unverwechselbare Eigenschaften zugeordnet. Wer Blutgruppe 0 hat, ist gesellig und zielorientiert. A-Typen sind misstrauisch und gefühlsbetont. B-Typen sind ideenreich und freiheitsliebend. AB-Typen nennt man die Weltverbesserer.

Offenbar berücksichtigen Personalchefs bei der Einstellung von neuen Mitarbeitern sogar deren Blutgruppen: Brauchen sie einen verantwortungsvollen Mitarbeiter, setzen sie auf 0-Typen. Ist Präzision gefragt, sind A-Typen die erste Wahl. Für ein Organisationstalent mit Diplomatie wählen sie AB. Wenn sie einen kreativen Kopf suchen, der unabhängig arbeiten soll, erwägen sie B.

Die Kategorisierung geht zurück auf die Temperamentsstudien des Japaners Takeji Furukawa aus den 20er-Jahren des vorherigen Jahrhunderts. Seit den 70er-Jahren ist der Name „Nomi" (Vater und Sohn) untrennbar mit der Blutgruppentypologie verbunden. Heute gilt die Blutgruppe in Japan als eine sehr wesentliche Information über die Persönlichkeit eines Menschen. Man druckt sie auf die Visitenkarte, vermerkt sie auf der Homepage im Internet und

Stress am Arbeitsplatz – darauf reagiert jeder von uns recht unterschiedlich.

gibt sie in Partnerschaftsanzeigen an. Natürlich kennt man auch die Blutgruppen der Personen des öffentlichen Lebens. Porträtieren japanische Wochenzeitschriften einen Spitzenpolitiker, darf die Angabe über die Blutgruppe nicht fehlen. Jemand aus der Gruppe B hat in Japan allerdings eine schlechte Blutkarte.

> **Info**
>
> ## Die 4 Blutgruppentypen
> **Typ 0**
> positive Züge: gesund, idealistisch, zielorientiert, durchblickend, gut im Sport, sexy
> negative Züge: misst sich und andere am Status, eifersüchtig, unzuverlässig, kann den Mund nicht halten
> **Typ A**
> positive Züge: ordentlich, gesetzestreu, korrekt, rücksichtsvoll, modisch orientiert
> negative Züge: detailbesessen, selbstsüchtig, geheimnistuerisch, pessimistisch, unflexibel, rücksichtlos wenn betrunken
> **Typ B**
> positive Züge: unabhängig, beweglich, offen, sensibel, leidenschaftlich, überzeugend, kreativ
> negative Züge: indiskret, faul, ungeduldig, überheblich, kommt nicht in die Gänge
> **Typ AB**
> positive Züge: rational, berechnend, diplomatisch, organisiert, geistig aufmerksam, nimmt seine Umwelt sensibel wahr
> negative Züge: nachtragend, neigt zu unverbindlichen Flirts, schnell beleidigt, allzu introvertiert, gibt sich nur schwer zu erkennen
> (D'Adamo/Nomi)

Hormone beeinflussen die Persönlichkeit

Auch die Blutgruppentheorie hat sich mittlerweile der Charaktertypologie angenommen. Sie lehnt sich mit ihrer Einteilung an die Erkenntnisse von Toshitaka Nomi an. Um herauszufinden, wie Menschen auf Umweltbedingungen reagieren, hat D'Adamo zudem 21 000 Rückmeldungen auf seinen Fragebogen im Internet ausgewertet. Demnach gibt es statistisch relevante Unterschiede in den Reaktionen, wenn man gleichzeitig mit der Blutgruppe auch die Persönlichkeit, das Geschlecht und den Körpertyp berücksichtigt. Einen Grund dafür findet man in den Hormonen, die der Körper unter Stress bildet. Es sind vor allem die Hormone der Nebennierenrinde (Kortison) und die Katecholamine (Dopamin, Adrenalin). Diese Hormone bewirken normalerweise, dass der Mensch euphorisch und mit neuer Energie die Probleme löst, welche den Stress verursachen. Offenbar regt Stress den Typ 0 an, mehr Katecholamine zu bilden. Der Typ A produziert dann mehr Kortison. Vor allem unter Dauerstress machen sich dadurch blutgruppentypische Persönlichkeitsveränderungen bemerkbar.

Stress erregt Typ 0

Unter Stress entstehen im Körper eines jeden Menschen zwei Hormone: Kortison und Dopamin (als Vorstufe von Adrenalin und Noradrenalin).

Der Typ 0 hat wenig von den so genannten MAO-Enzymen (Monoaminooxidase) im Blut. MAO sorgt dafür, das Glückshormon Serotonin zu inaktivieren. Menschen mit einem niedrigen MAO-Spiegel neigen also prinzipiell zu etwas mehr Optimismus. Deshalb gibt man depressiven Menschen oft Medikamente, welche die Menge der MAO im Blut herabsetzen. Sinkt der MAO-Spiegel, steigt die Bereitschaft zum Risiko (z. B. zu Glücksspielen) oder zu kriminellen Handlungen.

Durch Stress schüttet der Typ 0 verstärkt Adrenalin ins Blut aus. Er reagiert also spontan etwas erregter auf entsprechende Ereignisse, als andere Typen. Auch eine Vorstufe von Adrenalin, das Dopamin, wird bei diesem Typ vermehrt von der Nebennierenrinde ausgeschüttet. Im Normalfall fördert Dopamin die Aufmerksamkeit, Kreativität und gute Laune. Es beflügelt die Gedanken und aus Geistesblitzen werden Visionen. Dopamin sorgt für die notwendige Feinmotorik des Musikers, macht die kraftvoll harmonisch grazilen Bewegungen der Tänzer möglich und prägt unsere Mimik und Gangart entscheidend. Ein hoher Dopaminspiegel kann aber die Grenzen zwischen Genie und Wahnsinn verwischen und zu wahnhaften Sinnestäuschungen mit euphorischem Realitätsverlust führen (manisch-depressive Erkrankung).

MAO (Monoaminooxydase) ist ein Enzym, das im Körper das Glückshormon Serotonin inaktiviert sowie die Stresshormone Adrenalin und Noradrenalin spaltet und abbaut. Ein niedriger MAO-Spiegel im Körper bedeutet u. U. eine erhöhte Stress-, Euphorie- und Risikobereitschaft.

Info

Gesucht: Potenter Mann fürs Leben

Die Blutgruppentypologie ist im Westen vor allem wichtig, um eine spannende Frage zu beantworten, nämlich „wer passt zu wem?" Trendige Menschen geben daher in Kontaktanzeigen nicht mehr ihr Sternzeichen an, sondern ihre Blutgruppe.
Der amerikanische Biopsychologe Peter Constantine versucht, mit Systematik die Partnerwahl über die Blutgruppen zu erforschen. So geben Personen der Blutgruppe B gerne den Ton an. Menschen des Typs AB lassen sich nicht gern festnageln. Angehörige der Blutgruppe A agieren kühl und haben es deshalb schwer, einen Partner zu finden. Problematisch für eine Beziehung sind auch die 0-Menschen, da sie sich schnell verlieben, aber auch sehr besitzergreifend sind. Wer passt also zu wem?

> **Info**
>
> *Nomen est omen?*
> Statistisch beweisen lässt sich viel: Zum Beispiel der Zusammenhang zwischen Blutgruppe B und dem Namen Peters oder Petersen. Dieser Zusammenhang fiel dem Forscher Hornung auf, als er die ersten 3 000 Blutgruppenbestimmungen vornahm. (Er hatte 1940 über den Zusammenhang zwischen rassischen Merkmalen und Blutgruppen gearbeitet.) Im Verlauf der weiteren 37 000 Untersuchungen relativierte sich dieser merkwürdige Zusammenhang natürlich wieder. Hätte er damals abgebrochen, wäre vielleicht eine völlig neue Theorie entstanden.

Unter Stress beginnt der Körper des 0-Typs auch damit, die Produktion des Enzyms MAO enorm zu steigern. MAO hilft dem Körper in diesem Fall, die Stresshormone wieder abzubauen. Diese Reaktion kann überschießend sein, sodass der 0-Typ jetzt plötzlich zu wenig Dopamin im Blut hat. Ein zu geringer Dopaminspiegel kann zu Schwermut führen.
Möglicherweise ist der Organismus des 0-Typen an eine gewisse Häufigkeit der „Dopamin- und MAO-Kicks" gewöhnt und braucht sie zur inneren Balance. Man beobachtete nämlich, dass der 0-Typ bei niedrigen MAO-Spiegeln dazu neigt, Stresssituationen zu erzeugen.

Stress führt Typ A zu Engstirnigkeit

Der A-Typ scheint bei Stress vor allem vermehrt Kortison zu produzieren. Diese Reaktion stellt sich unmittelbar und ohne lange Verzögerung ein. Kortison erhöht die Herzkraft und steigert die Wirkung von Adrenalin und Noradrenalin auf das

Herz-Kreislauf-System. Grundsätzlich wirkt es im Gehirn zunächst stimmungsaufhellend und euphorisierend. Deshalb wird auch der A-Typ unter Stress erst einmal gut gelaunt. Ist sein Körper aber häufiger dem Kortison ausgesetzt, weil er vielleicht unter einer Dauerbelastung steht, verändert sich die Reaktion des Gehirns. Kortison führt im Gehirn zu einer starren Denkweise. Möglicherweise ist die Detailversessenheit des A-Typen, aus der Besessenheit, Obsessionen oder eine Neigung zu Zwangshandlungen entstehen kann, eine Folge des Kortisons.

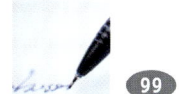

Mehr darüber, wie das Blut Ihr Liebesleben beeinflusst, finden Sie im ServiceCenter auf den Seiten 99–100.

Dauerstress schadet auch beim A-Typen auf körperlicher Ebene. Ein ständig erhöhter Kortisonspiegel kann zu einer übermäßigen Herzbelastung mit gestörter Herzdurchblutung führen. Außerdem beeinträchtigt er den Tag-Nacht-Rhythmus und kann zu Schlafstörungen führen.

Intermezzo

Erfahrung kontra Wissenschaft

Dass Menschen unterschiedlich auf Stress reagieren, ist bekannt. Amerikaner haben dafür die Menschen in Typ A und Typ B eingeteilt. Diese Einteilung hat aber nichts mit den Blutgruppen zu tun. Sie bezieht sich ausschließlich darauf, ob unter Stress eher der Vagotonus oder der Sympathikotonus angesprochen wird. Davon hängt ab, ob ein Mensch unter Stress eher gelassen und überlegt reagiert, oder ob er leicht an die Decke geht. Mit der Blutgruppe hat diese Reaktion nichts zu tun. Von drei befragten Koryphäen sprechen sich hinsichtlich der Charaktertypologie drei gegen die Blutgruppentheorie aus.

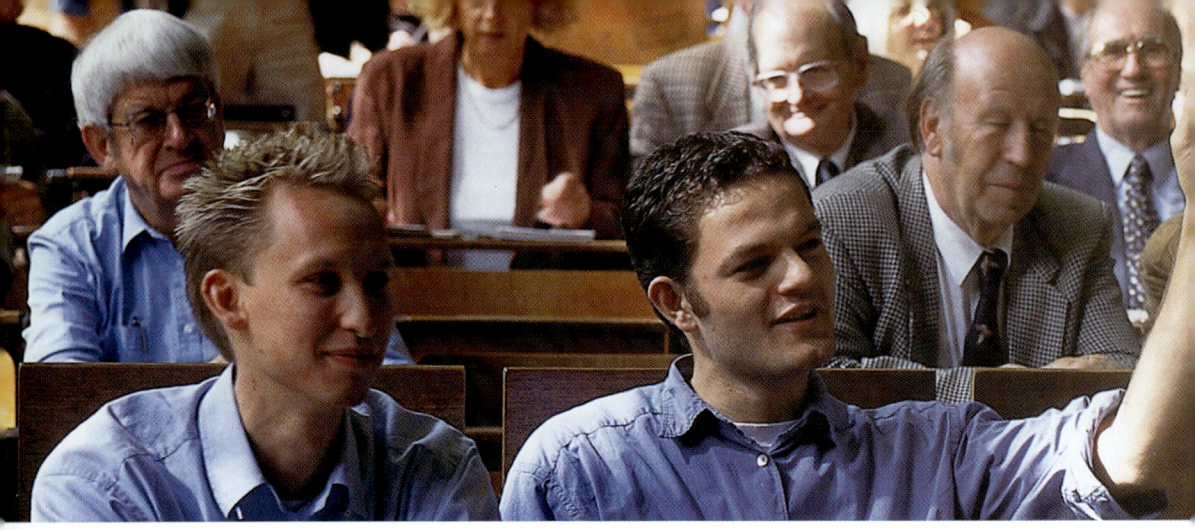

ORIGINALTÖNE

Wissenschaftlichen Untersuchungsergebnissen gegenübergestellt, mögen einige Annahmen der Blutgruppendiät unglaubwürdig klingen. In einem Interview mit Dr. Günter Gerhardt lassen wir Peter D'Adamo daher selbst zu Wort kommen.

Interview mit dem Begründer

? Was sind die Essentials Ihrer Forschungen und Erfahrungen?

Blutgruppen geben eine gute Orientierung in der großen Vielfalt der Diäten. In Amerika wird beispielsweise diskutiert, ob eine hochproteinhaltige oder eine kalorienarme Diät besser ist. Und jeder hält die Lehre für ausschließlich wahr, die er vertritt. Im Kern mögen alle Theorien richtig sein, aber ihre angemessene Bedeutung erhalten sie erst durch die Blutgruppe.

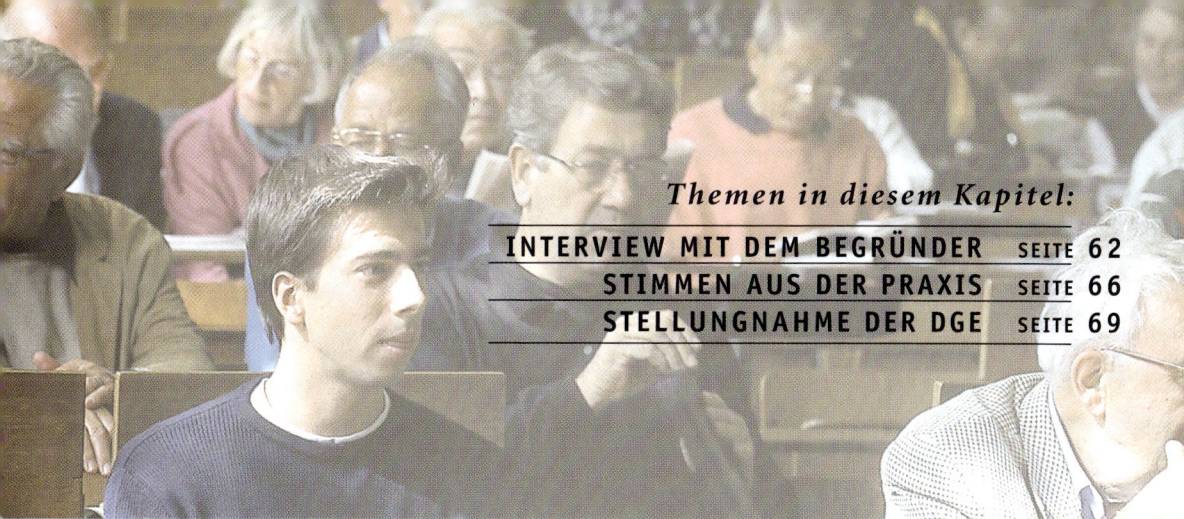

Themen in diesem Kapitel:

INTERVIEW MIT DEM BEGRÜNDER	SEITE 62
STIMMEN AUS DER PRAXIS	SEITE 66
STELLUNGNAHME DER DGE	SEITE 69

? Mit den Blutgruppen kommen wir auf die Welt. Wann sollten wir mit dem entsprechenden Verhalten beginnen, in früher Kindheit oder mit dem Einsetzen von Krankheiten?
Es ist nie zu früh dafür. Kinder zum Beispiel bekommen eindeutig seltener eine Ohreninfektion, wenn die Eltern ihre Nahrung nach der Blutgruppendiät zusammenstellen. Bei einer bestehenden Ohreninfektion wird man trotzdem Antibiotika anwenden müssen. Aber durch die Diät treten die Infektionen seltener auf, sodass wir insgesamt weniger Antibiotika brauchen. Meine Empfehlungen müssen nicht dogmatisch befolgt werden. Entscheidend ist das Wohlbefinden.

? Sehen Sie den Ansatz eher vorbeugend oder eher heilend?
Wie die meisten Diäten ist auch diese vorbeugend. Zudem ist sie in vielerei Hinsicht heilend. Der Grund dafür besteht darin, dass sie das Immunsystem entlastet. Viele Nahrungsmittel belasten nämlich das Immunsystem, weil sie blutgruppentypische Antikörper enthalten, auf die das Immunsystem reagiert. Wenn man weiß, welche Nahrungsmittel den Effekt bewirken, kann man Körperressourcen erhalten. Das Immunsystem kann sich dann um andere Aufgaben kümmern.

? Entstehen Krankheiten erst durch das Fehlverhalten in Bezug auf die Blutgruppen?

Bestimmte Krankheiten bei bestimmten Blutgruppen sind fast immer die Folge einer missachteten Blutgruppendiät. Wenn Typ A ein Übermaß an tierischen Produkten zu sich nimmt, überrascht es nicht, dass auch ein Übermaß an Herzkrankheiten auftritt. So lehrt es ja auch die Literatur. Nimmt hingegen der Typ 0 zu viele Kohlenhydrate auf, resultieren Immunstörungen, Probleme mit Blutzucker oder Entzündungskrankheiten. Dieser Unterschied ist eine der interessantesten Erscheinungen im Zusammenhang mit Blutgruppen und Krankheiten. Hier wirkt die Beachtung der Diät in besonderer Weise heilend.

Dr. Gerhardt im Gespräch mit Dr. Peter D'Adamo

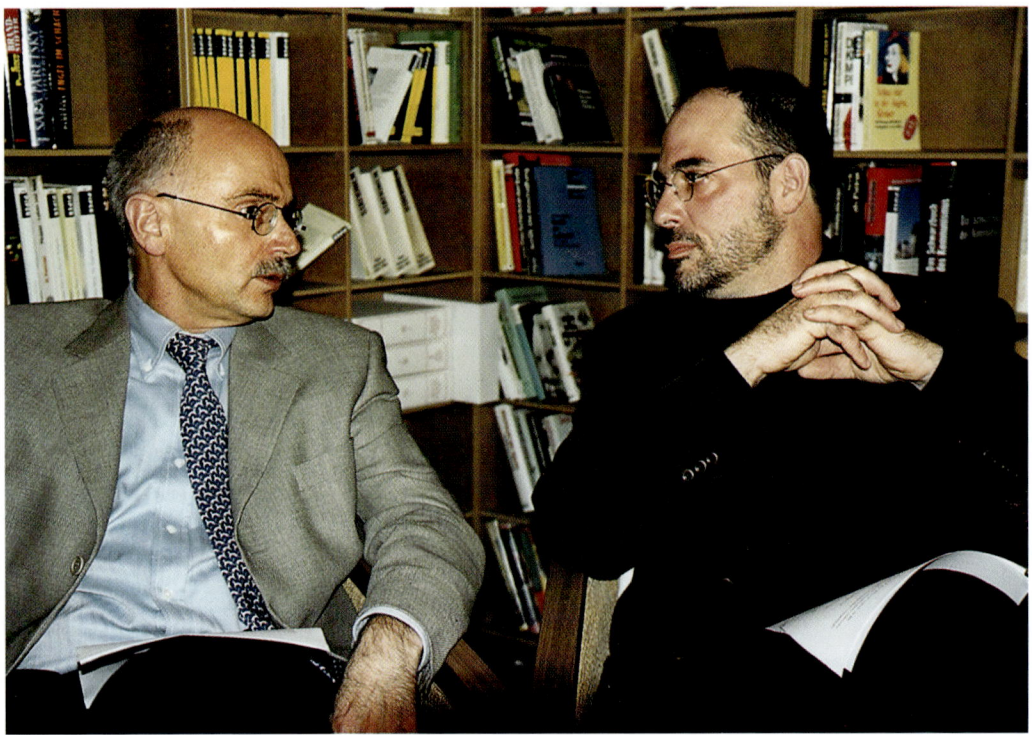

Wie stehen Sie zu der Verbindung von Blutgruppe und Psyche?

Als ich mein erstes Buch geschrieben habe, war ich der Meinung, dass nicht viel dahinter steckt. Aber die Beeinflussung der Psyche durch die Blutgruppendiät scheint wissenschaftlich nachvollziehbar zu sein.

Viele Neurotransmitter stehen in Bezug zu den Blutgruppen, denn sie teilen sich einen genetischen Ursprung. Wenn der Blutgruppen-Typ-0 unter Stress steht, dann produziert er eine große Menge von Katecholaminen (wie Adrenalin oder Ephenedrin). Der Bluttyp A hingegen produziert unter Stress eine größere Menge von Kortison.

Interessanterweise hat vor 30 Jahren mein Vater dem Typ A Yoga empfohlen, aber dem Typ 0 größere körperliche Anstrengungen. Heutige Studien beweisen, dass Yoga Kortison senkt, und anstrengendere körperliche Übungen die Katecholamine senken.

Mit welchen Beschwerden haben Sie die meisten Erfahrungen sammeln können?

Meine Diätvorschläge haben ihre Vorzüge, wenn eine positive Förderung des Immunsystems gewünscht ist. Bei einem Krebspatienten, der sich einer Chemotherapie unterzieht, bleiben mit Unterstützung der Blutgruppendiät erstaunlicherweise die Zahl der weißen Blutkörperchen und der Hämoglobinwert höher.

Gute Ergebnisse haben wir auch bei Entzündungskrankheiten oder Arthritis, also Krankheiten, die durch bestimmte Lebensgewohnheiten entstehen. Bei Autoimmunkrankheiten, Verdauungsbeschwerden, Verstopfung, vegetativen Störungen, menstruellen und prämenstruellen Beschwerden, chronischen Kopfschmerzen und Hauterkrankungen sind wir ebenfalls erfolgreich.

Stimmen aus der Praxis

Im Folgenden finden Sie Äußerungen von Patienten, denen es durch die Anwendung der Blutgruppendiät besser geht.

Blutgruppe 0

„Ich bin immer noch beim Umstellen meiner Ernährung und leide weiter unter gelegentlichen Blähungen, aber sonst geht es meinem Bauch vorzüglich und meine Kniegelenke laufen wie geölt. Ich mache viele Spaziergänge und kann wieder tanzen."
(52-jährige Frau mit chronischer Darmentzündung und rheumatischer Polyarthritis)

„Ich bekomme einfach besser Luft und brauche dadurch weniger Medikamente. Außerdem habe ich wieder täglich einmal Stuhlgang. Meinen Kaffee mit Milch trinke ich aber weiter wie bisher und auf Fleisch würde ich sowieso nicht verzichten."
(49-jähriger Mann mit Heuschnupfen und Asthma)

„Seitdem ich meine Ernährung ziemlich genau nach den Plänen umgestellt habe, ist mein Heuschnupfen fast weg. Seit einiger Zeit habe ich auch keine Rückenschmerzen mehr und schlafe ohne Unterbrechung durch. Ich bewege mich wieder mehr und hab gemerkt, dass ich dadurch viel besser zur Ruhe komme."
(56-jähriger Mann mit Heuschnupfen, chronischen Rückenschmerzen und Schlafstörungen)

„Ich esse jetzt regelmäßig ein bisschen Fleisch und Fisch und kann noch gar nicht glauben, dass meine Kopfschmerzen für immer weg sein können. Jedenfalls habe ich seit einem halben Jahr keine Migräne mehr gehabt. Dabei hatte ich schon so viel ausprobiert – aber nichts hat geholfen."
(17-jähriges Mädchen mit Migräne)

„Ich kann die Beschwerden mittlerweile richtig an- und abstellen. Esse ich nach dem Plan aus der Blutgruppendiät habe ich nach kurzer Zeit keine Beschwerden in den Gelenken und den Fingern, wenn ich morgens aufstehe. Mache ich wieder mehr Ausnahmen, kommen die Beschwerden zurück."
(38-jährige Frau mit morgendlichen Gelenkschmerzen und geschwollenen Fingern)

Blutgruppe A
„Ich war schon ganz verzweifelt. Meine Schuppenflechte habe ich seit meinem 12. Lebensjahr und ich hab sie langsam auch für unheilbar gehalten. Ich kann es noch nicht recht glauben, dass schon nach 2 Wochen eine deutliche Heilung zu sehen war. Es ist noch nicht alles weg, aber ich bin dankbar und mache weiter."
(51-jährige Patientin mit schwerer Psoriasis)

„Ich wusste schon gar nicht mehr, wie man sich mit ruhigem Magen fühlen kann. Das Beste ist, dass ich meinen Magen oft einfach vergesse, ich glaub das ist normal. Meine Magenmittel hab ich zur Sicherheit noch zu Hause – ich brauch sie aber nicht mehr."
(40-jähriger Patient mit chronischen Magenbeschwerden)

„Ständig hatte ich Juckreiz am After und hab eine Pilzkur nach der anderen gemacht – nichts hat wirklich geholfen. Seit einem halben Jahr fühle ich mich fast wie neu geboren."
(32-jährige Frau mit häufigen Pilzinfekten im Darm)

„Endlich mal eine tolle Diät. Ich kann abnehmen und muss nicht immer nur Kalorien zählen. Das hat nicht viel gebracht und auch wenn ich ganz wenig gegessen habe, hat sich die Waage nicht mehr bewegt. Jetzt geht es genau an diesem Punkt weiter – super."
(61-jährige Frau mit Übergewicht)

„Ich fühle mich wie ausgewechselt. Meine negativen Gefühlsschwankungen waren mir irgendwie fremd, als stände ich dann so komisch neben mir. Jetzt bin ich wieder ganz bei mir. Meine Leberwerte sind zum ersten Mal seit langer Zeit wieder normal. Ich habe immer beteuert, dass ich nicht trinke, keiner hat mir geglaubt."
(30-jährige Frau mit starken Stimmungsschwankungen und Anzeichen für eine Leberbelastung im Labor)

Blutgruppe B
„Ich war die ewigen Kopfschmerzen und das dauernde Tablettenschlucken leid. Meistens hatte Essen keinen Geschmack für mich. Es ist einfach genial, das ich jetzt frei durchatmen kann und kein Nasenspray mehr brauche."
(25-jährige mit chronischer Nebenhöhlenentzündung:)

„Langsam hab ich schon an mir gezweifelt, aber ich habe mir dieses Strömen im Arm Rücken und Bein nicht eingebildet. Jetzt, wo alles weg ist, weiß ich das ganz genau."
(45-jähriger Mann mit Empfindungsstörungen)

„Am Anfang war ich echt skeptisch und hab mir nicht im Traum vorgestellt, dass ich wirklich weniger Grippe haben könnte, aber jetzt bin ich überzeugt. Meine letzte Grippe ist ein Jahr her. Na, ja, ich musste aber auch Opfer bringen."
(35-jährige Frau mit häufigen grippalen Infekten)

Blutgruppe AB
„Ich hab schon ein Jahr Ruhe auf der Haut, kaum zu glauben. Die Diät fällt mir nicht besonders schwer, hab mich an das meiste gehalten, weil ich viel vom Verbotenen sowieso nicht mag."
(23-jähriger mit häufig wiederkehrendem Nesselfieber)

"Obwohl ich nie geraucht habe, hab' ich immer wieder Bronchitis gehabt. Nach den ersten Wochen der Umstellung, die echt hart waren, hab ich kaum gehustet und bin fast gesund."
(45-jährige Frau mit chronisch wiederkehrender Bronchitis)

Die offizielle Stellungnahme der DGE

Und zum Abschluss noch ein Auszug aus der offiziellen Stellungnahme der Deutschen Gesellschaft für Ernährung (DGE) zur Blutgruppendiät, unter der wissenschaftlichen Beratung von Professor Hans-Joachim Gabius (Physiologische Chemie, München):

"In keinem Fall ist wissenschaftlich dokumentiert, dass Lektine aus Lebensmitteln im Blut zu Verklumpungen (Agglutinationen) führen. Eine Ernährung entsprechend der Blutgruppe ist weder ein Allheilmittel zum Schutz vor Zivilisationskrankheiten noch ist wissenschaftlich bewiesen, dass die Blutgruppendiät bereits bestehende Erkrankungen günstig beeinflussen kann. D'Adamo verwendet ungesicherte, verführerisch einfach klingende Annahmen als Fakten und stellt Lektine in Nahrungsmitteln als eine generelle Gefahr dar. Er kann bei Kranken Hoffnungen wecken, ohne sich im Einzelfall festzulegen. Wissenschaftlich geprüfte, in Fachzeitschriften veröffentlichte Daten zur Bestätigung seiner Theorien und Empfehlungen legt D'Adamo nicht vor."

Service Center

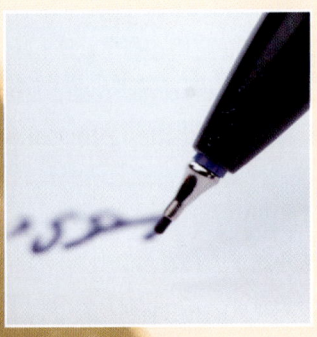

Das ServiceCenter bietet Ihnen als Hilfe zum Aktivsein Checklisten, Übersichten, Anleitungen, Adressen und vieles mehr.
Alles auf einen Blick, zum schnellen Nachschlagen.

TIPPS UND ERFAHRUNGEN IM UMGANG MIT DER BLUTGRUPPENDIÄT

Obwohl die Wissenschaft noch keine Erklärung dafür hat, macht Dr. Liebke in seiner Praxis gute Erfahrungen mit der Blutgruppendiät. Hier folgen seine persönlichen Empfehlungen. Im Zentrum stehen die Listen mit Nahrungsmitteln für jede einzelne Blutgruppe. Lebensmittel, die Sie nicht in den Listen finden, können Sie bis auf weiteres als unbedenklich einstufen und in Maßen genießen.

Für unterwegs – ob beim Lebensmitteleinkauf oder im Restaurant – finden Sie auf der hinteren Umschlagseite Kärtchen zum Heraustrennen.

Blutgruppe 0: empfehlenswerte Nahrungsmittel

Nahrungsgruppen	empfehlenswert
Fleisch/Geflügel	Hammel, Lamm, Innereien, Rind, Kalb, Wild
Fisch/Meeresfrüchte	Hecht, Heilbutt, Hering (frisch), Kabeljau/Dorsch, Lachs, Makrele, Regenbogenforelle, Sardine, Schwertfisch, Seehecht, Seezunge, Stör
Milchprodukte/Eier	keine
Öle/Fette	Kürbiskernöl, Olivenöl, Leinsamenöl
Nüsse/Samen	Kürbiskerne, Walnüsse
Hülsenfrüchte	keine
Brot/Getreide	Essener Brot
Gemüse	Artischocken, Blasentang (Fucus vesiculosis), Brokkoli, Chicoree, Grünkohl, Knoblauch, Kohlrabi, Kürbis, Mangold, Meerrettich, Okra (Gombo), Paprikaschoten (rot), Pastinaken, Porree, römischer Salat, Spinat, Topinambur, weiße Rüben (z. B. Teltower Rübchen), Zwiebeln
Obst	Feigen, Pflaumen
Säfte/Getränke	Ananassaft, Kirschsaft, Mineralwasser, Pflaumensaft
Kräuter/Würzmittel	Cayennepfeffer, Curry, Kurkuma, Kombualgen, Petersilie
Kräutertee	Hagebuttenschale, Lindenblüten, Löwenzahn, Pfefferminze, Teufelskralle

Blutgruppe 0: unbedenkliche Nahrungsmittel

Nahrungsgruppen	unbedenklich
Fleisch/Geflügel	Ente, Huhn, Pute, Kaninchen
Fisch/Meeresfrüchte	Meeresfrüchte, Aal, Austern, Flusskrebse, Garnelen, Hummer, Jakobsmuscheln, Karpfen, Lachsforelle, Miesmuscheln, Rotbarsch, Goldbarsch, Sardellen, Schellfisch, Schnecken, Seeteufel, Stint, Tintenfisch, Venusmuschel, Wolfsbarsch (Loup de mer), Zackenbarsch, Zander
Milchprodukte/Eier	Butter, Eier, Mozzarella, Schaftskäse („echter Feta"), Sojakäse (Tofu), -milch, Ziegenkäse
Öle/Fette	Lebertran, Rapsöl
Nüsse/Samen	Haselnüsse, Macadamianüsse, Mandeln, Mandelmus (Marzipan), Maronen (Esskastanien), Pinienkerne, Sesam, Sonnenblumenkerne
Hülsenfrüchte	Bohnen (grüne, rote, schwarze, weiße), grüne Erbsen, Kichererbsen, Sojabohnen, Zuckerschoten
Brot/Getreide	Amaranth, Buchweizen (auch geröstet), Buchweizennudeln, Dinkel, Gerste, Reis, -brot, -waffeln, Roggenbrot, Sojabrot, Wilder Reis
Gemüse	Austernpilze, Bambussprossen, Brunnenkresse, Champignons, Eisbergsalat, Endivien, Fenchel, Frühlingszwiebeln, Grüne Oliven, Gurken, Kopfsalat, Möhren, Mungbohnensprossen, Paprikaschoten (grüne/gelbe), Radicchio, Radieschen, Rettiche, Rucola, Schalotten, Spargel, Staudensellerie, Steckrüben, Tomaten, Zucchini
Obst	Äpfel, Ananas, Aprikosen, Bananen, Birnen, Blaubeeren, Datteln, Grapefruits, Himbeeren, Holunderbeeren, Johannisbeeren, Karambole (Sternfrucht), Kirschen, Kiwis, Kumquats, Mangos, Papayas, Pfirsiche, Preiselbeeren, Rosinen, Stachelbeeren, Wassermelonen, Weintrauben, Zitronen
Säfte/Getränke	Aprikosensaft, Bier, Grapefruitsaft, grüner Tee, Gurkensaft, Möhrensaft, Papayasaft, Preiselbeersaft, Säfte aller empfohlenen Gemüse, Traubensaft, Tomatensaft, Wein
Kräuter/Würzmittel	Ahornsirup, Anis, Basilikum, Bohnenkraut, Dill, Estragon, Gelatine, Gewürznelke, Honig, Kardamom, Kerbel, Knoblauch, Koriander, Kreuzkümmel, Lorbeerblatt, Majoran, Mandelöl, Meerrettich, Paprikapulver, Pfeffer (rot), Pfefferminze, Piment, Rosmarin, Safran, Salbei, Salz, Schnittlauch, Senfpulver, Sojasauce, Thymian, Ursüße, Weinstein, Zucker
Kräutertee	Baldrian, Birke, Eisenkraut, grüner Tee, Holunder, Kamille, Salbei, Schafgarbe, Thymian, Weißdorn

Blutgruppe 0: nicht empfehlenswerte Nahrungsmittel

Nahrungsgruppen	nicht empfehlenswert
Fleisch/Geflügel	Gans, Schweinefleisch, Schweinefleischprodukte
Fisch/Meeresfrüchte	Hering (eingelegt), Kaviar, Räucherlachs, Steinbeißer, Wels
Milchprodukte/Eier	Blauschimmelkäse, Brie, Camembert, Buttermilch, Edamer, Emmentaler, Frischkäse, Gouda, Gruyère, Hüttenkäse, Joghurt, Kefir, Milch (alle Fettstufen), Milchspeiseeis, Molke, Parmesan, Ricotta, Schmelzkäse, Ziegenmilch
Öle/Fette	Distelöl, Erdnussöl, Maiskeimöl
Nüsse/Samen	Cashewnüsse, Erdnüsse, Erdnussbutter, Mohnsamen, Paranüsse, Pistazien
Hülsenfrüchte	Kidneybohnen, Linsen (grün/rot)
Brot/Getreide	Bulgur, Cornflakes, Couscous (Weizengrieß), Hafer, glutenhaltiges Mehl, Hafer, Maismehl, Mehrkornflocken, -brot, Pumpernickel, Weizen
Gemüse	Alfalfasprossen, Auberginen, Avocados, Blumenkohl, Chinakohl, Feldsalat, Kartoffeln, Mais, Oliven (schwarz), Rosenkohl, Rotkohl, Weißkohl
Obst	Brombeeren, Erdbeeren, Honigmelonen, Kokosnüsse, Lychees, Mandarinen, Orangen, Rhabarber
Säfte/Getränke	Apfelsaft, Bohnenkaffee, Colagetränke, Getreidekaffee, Kohlsaft, Limonaden, Schwarztee, Spirituosen
Kräuter/Würzmittel	Essig, Kapern, Maisstärke, Muskatnuss, Pfeffer, Vanille, Zimt
Kräutertee	Enzian, Huflattich, Johanniskraut, Maisgriffel, Sennesblätter

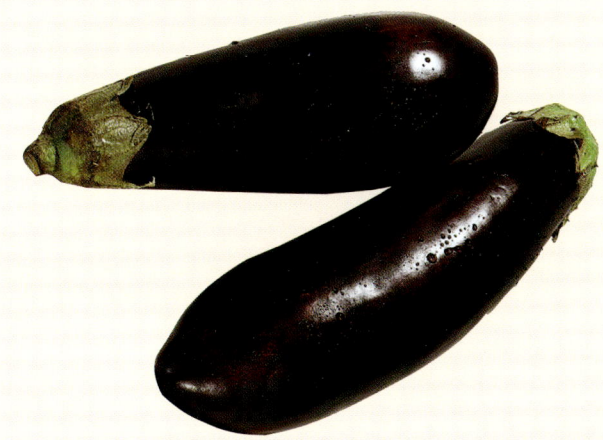

Blutgruppe A: empfehlenswerte Nahrungsmittel

Nahrungsgruppen	empfehlenswert
Fleisch/Geflügel	keine
Fisch/Meeresfrüchte	Barsch (Süßwasser), Kabeljau, Dorsch, Karpfen, Lachs, Lachsforelle, Makrele, Regenbogenforelle, Sardine, Seeteufel, Zander
Milchprodukte/Eier	Sojakäse, Sojamilch
Öle/Fette	Kürbiskernöl, Leinsamenöl, Olivenöl
Nüsse/Samen	Erdnüsse, Kürbiskerne
Hülsenfrüchte	Bohnen (grüne/schwarze), grüne Linsen, Pintobohnen, rote Linsen
Brot/Getreide	Amaranth, Buchweizen, Essener Brot, Hafermehl, Reismehl, Reiswaffeln, Roggenmehl, Sojabrot, Weizenkeimbrot
Gemüse	Alfalfasprossen, Artischocken, Brokkoli, Chicoree, Grünkohl, Knoblauch, Kohlrabi, Kürbis, Mangold, Meerrettich, Möhren, Okra (Gombo), Pastinaken, Porree, römischer Salat, Spinat, Steckrüben, gelbe Rüben, Tempeh, Tofu, Topinambur, weiße Rüben (z. B. Teltower Rübchen), Zwiebeln
Obst	Ananas, Aprikosen, Blaubeeren, Brombeeren, Feigen, Grapefruits, Kirschen, Pflaumen, Preiselbeeren, Zitronen
Säfte/Getränke	Ananassaft, Aprikosensaft, Bohnenkaffee, Grapefruitsaft, grüner Tee, Möhrensaft, Kirschsaft, Pflaumensaft, Rotwein, Selleriesaft, Wasser mit Zitrone
Kräuter/Würzmittel	Ingwer, Knoblauch, Miso, Sojasauce, Tamari
Kräutertee	Anis, Baldrian, Ehrenpreis, Fenchel, grüner Tee, Hagebuttenschalen, Johanniskraut, Kamille, Kümmel, Mariendistel, Weißdorn

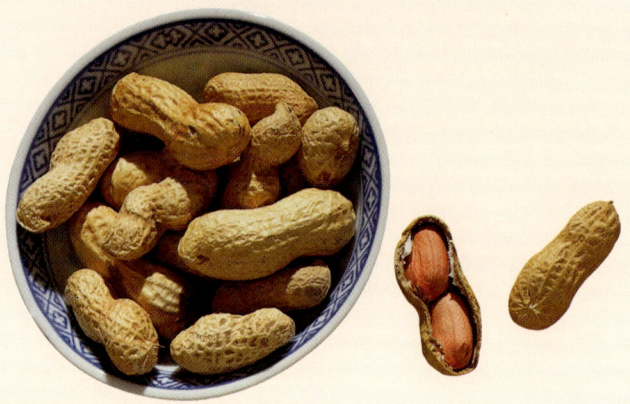

ServiceCenter

Blutgruppe A: unbedenkliche Nahrungsmittel

Nahrungsgruppen	unbedenklich
Fleisch/Geflügel	Huhn, Pute
Fisch/Meeresfrüchte	Dorade (Goldbrasse), Hecht, Rotbarsch, Goldbarsch, Schwertfisch, Stint, Stör, Wolfsbarsch (Loup de mer)
Milchprodukte/Eier	Joghurt, Kefir, Mozzarella, Ricotta, Schafskäse („echter Feta"), Schmelzkäse, Ziegenkäse, -milch
Öle/Fette	Lebertran, Rapsöl
Nüsse/Samen	Haselnüsse, Macadamianüsse, Mandel, Mandelmus (Marzipan), Mohnsamen, Pinienkerne, Sesam, Sonnenblumenkerne, Walnüsse
Hülsenfrüchte	grüne Erbsen, Weiße Bohnen, Zuckerschoten
Brot/Getreide	Cornflakes, Dinkel, -brot, Gerste, Grahambrot, Hafer, Hartweizenmehl, Hirsebrot, Mais, Reis, -brot, -waffeln, Roggenbrot
Gemüse	Avocados, Bambussprossen, Blumenkohl, Brunnenkresse, Champignons, Eisbergsalat, Endivien, Feldsalat, Fenchel, Frühlingszwiebeln, grüne Oliven, Gurken, Kopfsalat, Mungbohnensprossen, Radicchio, Radieschen, Rettich, Rosenkohl, rote Rüben, Rucola, Scharlotten, Spargel, Staudensellerie, Steckrüben, Zucchini
Obst	Äpfel, Birnen, Datteln, Erdbeeren, Himbeeren, Holunderbeeren, Johannisbeeren, Kiwis, Kumquats, Lychees, Pfirsiche, Rosinen, Stachelbeeren, Wassermelonen, Weintrauben, Zuckermelonen
Säfte/Getränke	Apfelsaft, Getreidekaffee, Gurkensaft, Kohlsaft, Preiselbeersaft, Säfte aller empfohlenen Gemüsesorten, Traubensaft
Kräuter/Würzmittel	Ahornsirup, Basilikum, Bohnenkraut, Curry, Dill, Estragon, Gewürznelke, Honig, Kardamom, Kerbel, Koriander, Lorbeerblätter, Maisstärke, Majoran, Mandelöl, Meerrettich Oregano, Paprikapulver, Petersilie, Pfefferminze, Piment, Rosmarin, Safran, Salbei, Salz, Schnittlauch, Thymian, Vanille, Weinstein, Zimt, Zucker
Kräutertee	Birke, Enzian, Eisenkraut, Holunder, Huflattich, Lindenblüten, Löwenzahn, Pfefferminze, Salbei, Scharfgarbe, Sennesblätter, Thymian

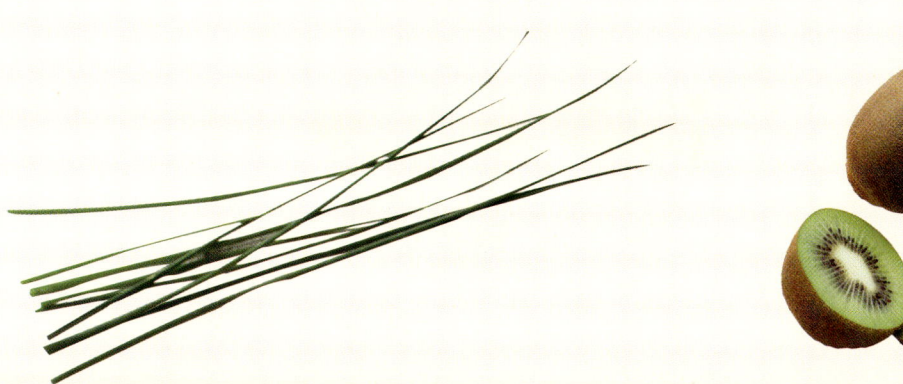

Blutgruppe A: nicht empfehlenswerte Nahrungsmittel

Nahrungsgruppen	nicht empfehlenswert
Fleisch/Geflügel	Ente, Fasan, Gans, Hammel, Innereien, Kaninchen, Lamm, Rind, Kalb, Schweinefleisch, Wachtel, Wild
Fisch/Meeresfrüchte	Aal, Austern, Flusskrebse, Garnelen, Heilbutt, Hering, Hummer, Jakobsmuscheln, Kaviar, Miesmuscheln, Räucherlachs, Sardellen (Anchovis), Schellfisch, Seelachs, Seezunge, Tintenfisch, Venusmuscheln
Milchprodukte/Eier	Brie, Camembert, Butter, Buttermilch, Cheddar, Edamer, Eier, Emmentaler, Frischkäse, Gouda, Gruyère, Hüttenkäse, Milch (alle Fettstufen), Milchspeiseeis, Molke, Parmesan
Öle/Fette	Distelöl, Erdnussöl, Maiskeimöl, Sesamöl
Nüsse/Samen	Cashewkerne, Paranüsse, Pistazien
Hülsenfrüchte	Kichererbsen, Kidneybohnen, Limabohnen, rote Bohnen
Brot/Getreide	Hartweizengrieß, Mehrkornprodukte, Weizenmehl
Gemüse	Auberginen, Chinakohl, Kartoffeln, schwarze Oliven, Paprikaschoten, Rotkohl, Tomaten, Weißkohl
Obst	Bananen, Honigmelone, Kokosnüsse, Mandarinen, Mangos, Orangen, Papayas, Rhabarber
Säfte/Getränke	Bananensaft, Bier, Colagetränke, Limonaden, Mangosaft, Mineralwasser, Orangensaft, Papayasaft, schwarzer Tee, Spirituosen, Tomatensaft
Kräuter/Würzmittel	Cayennepfeffer, Chilis, Essig, Kapern, Pfeffer
Kräutertee	Maisgriffel, Pfefferminze

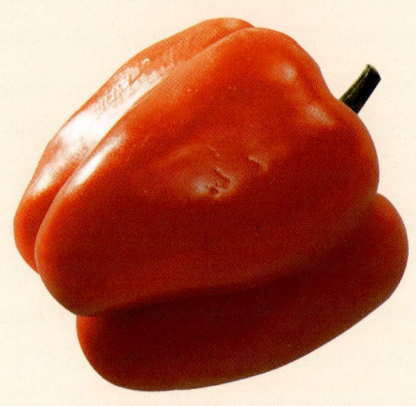

Blutgruppe B: empfehlenswerte Nahrungsmittel

Nahrungsgruppen	empfehlenswert
Fleisch/Geflügel	Hammel, Lamm, Kaninchen, Wild
Fisch/Meeresfrüchte	Dorade (Goldbrasse), Hecht, Heilbutt, Kabeljau, Dorsch, Kaviar, Lachs, Lachsforelle, Makrele, Rotbarsch, Goldbarsch, Sardinen, Schellfisch, Seeteufel, Seezunge, Stör, Zander
Milchprodukte/Eier	Hüttenkäse, Joghurt, Joghurteis, Milch (0,3 % und 1,5 % Fett), Mozzarella, Ricotta, Schafskäse, („echter Feta"), Ziegenkäse, Ziegenmilch
Öle/Fette	Olivenöl
Nüsse/Samen	keine
Hülsenfrüchte	Kidneybohnen, Limabohnen
Brot/Getreide	Dinkel, Essener Brot, Hafer, Hirse, Puffreis, Reiswaffeln
Gemüse	Auberginen, Blumenkohl, Brokkoli, Chinakohl, Grünkohl, Möhren, Paprikaschoten, Pastinaken, Rosenkohl, rote Rüben, Rotkohl, Weißkohl
Obst	Ananas, Bananen, Papaya, Preiselbeeren, Pflaumen, Weintrauben
Säfte/Getränke	Ananassaft, Bananensaft, grüner Tee, Kohlsaft, Papayasaft, Preiselbeersaft, Traubensaft
Kräuter/Würzmittel	Cayennepfeffer, Curry, Ingwer, Meerrettich, Petersilie
Kräutertee	grüner Hafer, Hagebuttenschale, Himbeerblätter, Melissenblätter, Pfefferminze, Salbei

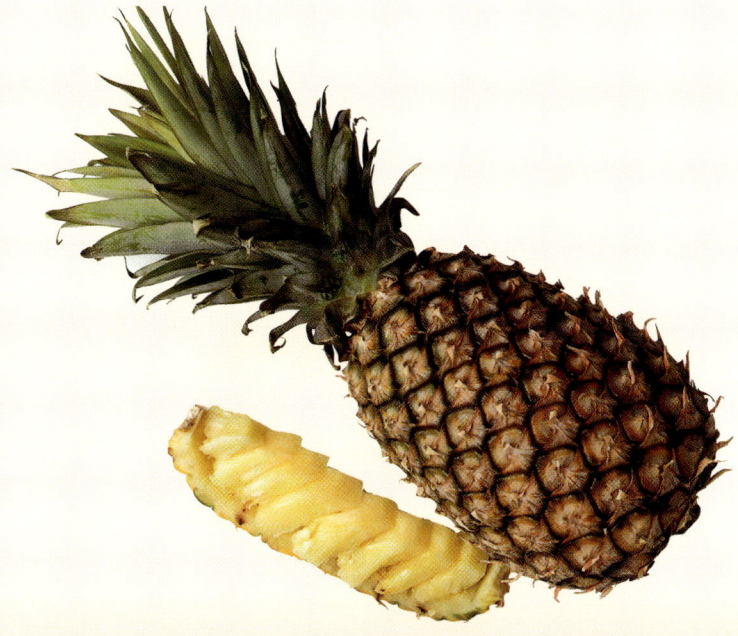

Blutgruppe B: unbedenkliche Nahrungsmittel

Nahrungsgruppen	unbedenklich
Fleisch/Geflügel	Kalb, Leber, Pute, Rind
Fisch/Meeresfrüchte	Hering, Jakobsmuscheln, Karpfen, Regenbogenforelle, Schwertfisch, Seelachs, Stint, Steinbeißer
Milchprodukte/Eier	Butter, Buttermilch, Camembert, Edamer, Emmentaler, Frischkäse, Gouda, Molke, Parmesan, Sojamilchprodukte, Vollmilch
Öle/Fette	Lebertran, Leinsamenöl
Nüsse/Samen	Macadamianüsse, Mandelmus (Marzipan), Mandeln, Paranüsse, Walnüsse
Hülsenfrüchte	Bohnen (grüne, rote, weiße), Saubohnen, Sojabohnen, Zuckerschoten
Brot/Getreide	glutenfreies Brot, Grahambrot, Pasta aus Hartweizengrieß, Weizenmehl, fein (Typ 405)
Gemüse	Alfalfasprossen, Austernpilze, Bambussprossen, Brunnenkresse, Champignons, Chicoree, Eisbergsalat, Endivien, Fenchel, Gurken, Kartoffeln, Kohlrabi, Kopfsalat, Mangold, Meerrettich, Poree, Radicchio, römischer Salat, Rucola, Spargel, Spinat, Staudensellerie, Steckrüben, Zucchini, Zwiebeln
Obst	Äpfel, Aprikosen, Blaubeeren, Brombeeren, Datteln, Erdbeeren, Feigen, Grapefruits, Himbeeren, Holunderbeeren, Johannisbeeren, Kirschen, Kiwis, Kumquats, Lychees, Mandarinen, Mangos, Melonen, Nektarinen, Orangen, Pfirsiche, Rosinen, Stachelbeeren, Zitronen
Säfte/Getränke	Apfelsaft, Aprikosensaft, Bier, Bohnenkaffee, Grapefruitsaft, Gurkensaft, Möhrensaft, Orangensaft, Pflaumensaft, Säfte aller empfohlenen Gemüsesorten, schwarzer Tee, Wein, Zitronensaft (verdünnt)
Kräuter/Würzmittel	Ahornsirup, Basilikum, Bohnenkraut, Dill, Essig, Estragon, Gewürznelken, Honig, Kapern, Kardamom, Kerbel, Knoblauch, Koriander, Kümmel, Lorbeerblätter, Muskat, Oregano, Paprikapulver, Pfeffer, Rosmarin, Safran, Salbei, Salz, Schnittlauch, Sojasauce, Thymian, Vanille, Zucker
Kräutertee	Baldrian, Birke, Eisenkraut, Fenchel, Grüner Tee, Holunder, Johanniskraut, Kamille, Löwenzahn, Schafgarbe, Thymian, Weißdorn

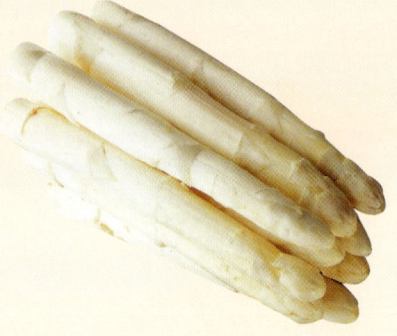
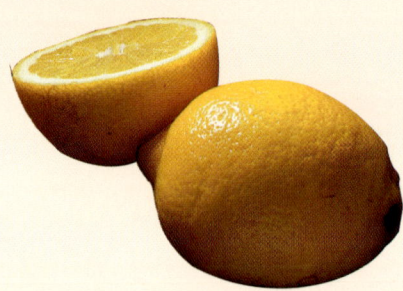

Blutgruppe B: nicht empfehlenswerte Nahrungsmittel

Nahrungsgruppen	nicht empfehlenswert
Fleisch/Geflügel	Ente, Gans, Huhn, Schweinefleisch, Wachtel
Fisch/Meeresfrüchte	Aal, Austern, Flusskrebse, Garnelen, Hummer, Krabben, Miesmuscheln, Räucherlachs, Sardellen (Anchovis), Venusmuscheln, Wolfsbarsch (Loup de mer)
Milchprodukte/Eier	Blauschimmelkäse, Milchspeiseeis, Schmelzkäse
Öle/Fette	Distelöl, Erdnussöl, Kürbiskernöl, Maiskeimöl, Rapsöl, Sesamöl, Sonnenblumenöl
Nüsse/Samen	Cashewkerne, Erdnüsse, Erdnussbutter, Haselnüsse, Kürbiskerne, Mohnsamen, Pinienkerne, Pistazien, Sesam, Sonnenblumenkerne
Hülsenfrüchte	Bohnen (schwarze), Kichererbsen, Linsen (grüne/rote)
Brot/Getreide	Amaranth, Buchweizen, Bulgur, Cornflakes, Couscous (Weizengrieß), Gerste, Hartweizen, Maismehl, Mehrkornmischung, Pumpernickel, Roggen, Topinambur, Weizen, Wildreis
Gemüse	Artischocken, Avocados, Kürbis, Mais, Mungobohnen, Oliven, Radieschen, Rettich, Tempeh, Tofu, Tomaten, Topinambur
Obst	Granatäpfel, Karambole (Sternfrucht), Kokosnüsse, Rhabarber
Säfte/Getränke	Colagetränke, Limonaden, Mineralwasser, Spirituosen, Tomatensaft
Kräuter/Würzmittel	Maisstärke, Mandelöl, Pfeffer, Zimt, Gelatine
Kräutertee	Enzian, Huflattich, Lindenblüten, Maisgriffel, Sennesblätter

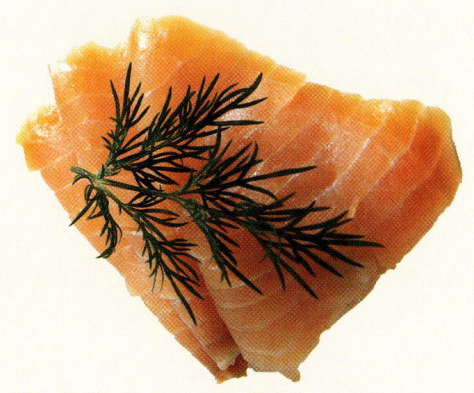

Blutgruppe AB: empfehlenswerte Nahrungsmittel

Nahrungsgruppen	empfehlenswert
Fleisch/Geflügel	Hammel, Kaninchen, Lamm, Pute
Fisch/Meeresfrüchte	Dorsch, Hecht, Kabeljau, Lachsforelle, Makrele, Regenbogenforelle, Rotbarsch, Goldbarsch, Sardinen, Seeteufel, Thunfisch, Zander
Milchprodukte/Eier	Eier, Hüttenkäse, Joghurt, Mozarella, Ricotta, saure Sahne, Schafskäse („echter Feta"), Ziegenkäse, Ziegenmilch
Öle/Fette	Olivenöl
Nüsse/Samen	Erdnüsse, Erdnussbutter, Esskastanien, Walnüsse
Hülsenfrüchte	Bohnen (grüne), Linsen (grüne), Sojabohnen (rote)
Brot/Getreide	Dinkel, Essener Brot, Hafer, Hirse, Puffreis, Reis, Reiswaffeln, Roggen, Wildreis
Gemüse	Alfalfasprossen, Auberginen, Blumenkohl, Brokkoli, Grünkohl, Gurken, Knoblauch, Pastinaken, rote Rüben, Staudensellerie, Tempeh, Tofu
Obst	Ananas, Feigen, Grapefruits, Kirschen, Kiwis, Pflaumen, Preiselbeeren, Stachelbeeren, Weintrauben, Zitronen
Säfte/Getränke	Bohnenkaffee, grüner Tee, Kirschsaft, Kohlsaft, Möhrensaft, Papayasaft, Preiselbeersaft, Selleriesaft, Traubensaft
Kräuter/Würzmittel	Curry, Knoblauch, Meerrettich, Petersilie
Kräutertee	Ehrenpreis, Fenchel, Grüner Tee, Hagebuttenschale, Kamille, Weißdorn

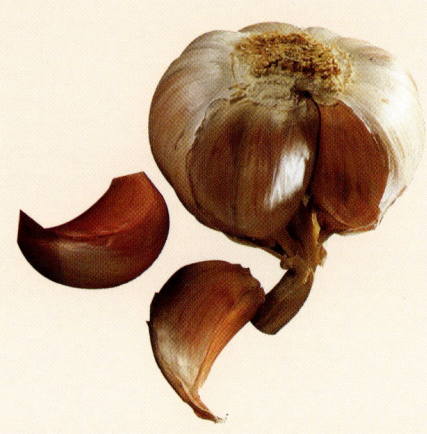

Blutgruppe AB: unbedenkliche Nahrungsmittel

Nahrungsgruppen	unbedenklich
Fleisch/Geflügel	Fasan, Leber
Fisch/Meeresfrüchte	Barsch (Süßwasser), Hering (frisch), Jakobsmuscheln, Karpfen, Kaviar, Lachs, Miesmuscheln, Schwertfisch, Seezunge, Steinbeißer, Stint, Tintenfisch
Milchprodukte/Eier	Edamer, Emmentaler, Frischkäse, Gouda, Gruyère, Magermilch, Molke, Schmelzkäse, Sojamilchprodukte
Öle/Fette	Erdnussöl, Lebertran, Leinsamenöl, Rapsöl
Nüsse/Samen	Cashewnüsse, Macadamianüsse, Mandelmus (Marzipan), Mandeln, Paranüsse, Pinienkerne, Pistazien
Hülsenfrüchte	Bohnen (grüne, weiße), grüne Erbsen, rote Linsen, Saubohnen
Brot/Getreide	Amaranth, Bulgur, Couscous, Gerste, glutenfreies Brot, Grahambrot, Hartweizengrieß, Mehrkornbrot, Pumpernickel, Sojagranulat, -flocken, Weizenmehl
Gemüse	Austernpilze, Bambussprossen, Brunnenkresse, Champignons, Chicoree, Chinakohl, Eisbergsalat, Endivien, Fenchel, grüne Oliven, Kartoffeln, Kohlrabi, Kopfsalat, Kürbis, Mangoldmeerrettich, Möhren, Porree, Radicchio, römischer Salat, Rosenkohl, Rotkohl, Rucola, Spargel, Spinat, Steckrüben, Tomaten, weiße Rüben, Weißkohl, Zucchini, Zwiebeln
Obst	Äpfel, Aprikosen, Birnen, Blaubeeren, Brombeeren, Datteln, Dörrpflaumen, Erdbeeren, Himbeeren, Holunderbeeren, Johannisbeeren, Mandarinen, Melonen, Nektarinen, Papayas, Pfirsiche, Rosinen
Säfte/Getränke	Ananassaft, Apfelsaft, Aprikosensaft, Bier, Grapefruitsaft, Gurkensaft, Pflaumensaft, Säfte aller empfohlenen Gemüsesorten, Wein
Kräuter/Würzmittel	Ahornsirup, Basilikum, Bohnenkraut, Dill, Estragon, Gewürznelke, Honig, Kardamom, Kerbel, Koriander, Kümmel, Lorbeerblatt, Majoran, Muskatnuss, Paprikapulver, Pfefferminze, Rosmarin, Safran, Salbei, Salz, Schnittlauch, Sojasauce, Thymian, Vanille, Zimt, Zucker
Kräutertee	Baldrian, Birke, Eisenkraut, Holunder, Johanniskraut, Pfefferminze, Thymian

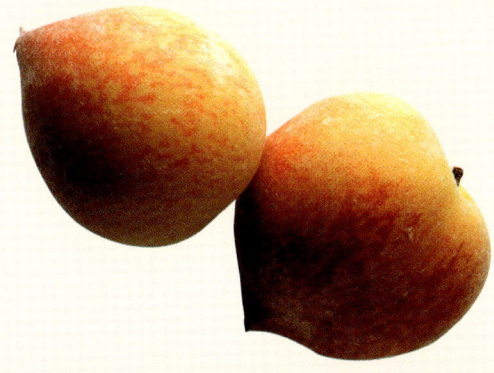

Blutgruppe AB: nicht empfehlenswerte Nahrungsmittel

Nahrungsgruppen	nicht empfehlenswert
Fleisch/Geflügel	Ente, Gans, Huhn, Kalb, Rind, Schweinefleisch, Wachtel, Wild
Fisch/Meeresfrüchte	Aal, Austern, Flusskrebse, Garnelen, Heilbutt, Hering (eingelegt), Hummer, Krabben, Räucherlachs, Sardellen (Anchovis), Schellfisch, Seezunge, Venusmuscheln, Wolfsbarsch (Loup de mer)
Milchprodukte/Eier	Blauschimmelkäse, Brie, Camembert, Butter, Buttermilch, Milchspeiseeis, Parmesan, Vollmilch
Öle/Fette	Distelöl, Kürbiskernöl, Maiskeimöl, Sesamöl, Sonnenblumenöl
Nüsse/Samen	Haselnüsse, Kürbiskerne, Mohnsamen, Sesam, Sonnenblumenkerne
Hülsenfrüchte	Bohnen (schwarz), dicke Bohnen, Kichererbsen, Kidneybohnen, Limabohnen
Brot/Getreide	Buchweizen, Cornflakes, Gerstenmehl, Mais, Topinambur
Gemüse	Artischocken, Avocados, Chilischoten, Mais, Mungbohnensprossen, Oliven, Paprikaschoten, Radieschen, Rettich, Topinambur
Obst	Bananen, Granatäpfel, Karambole (Sternfrucht), Kokosnüsse, Mangos, Orangen, Rhabarber
Säfte/Getränke	Bananensaft, Colagetränke, Limonade, Mangosaft, Orangensaft, schwarzer Tee, Spirituosen
Kräuter/Würzmittel	Cayennepfeffer, Essig, Gelatine, Kapern, Maisstärke, Mandelöl, Pfeffer
Kräutertee	Enzian, Huflattich, Lindenblüten, Maisgriffel, Sennesblätter

BLUTGRUPPENDIÄT - AUCH FÜR MICH?

Die Blutgruppendiät ist eine völlig unschädliche Leitlinie für eine ausgewogene Ernährung. Daher kann sie auch gesunden Menschen nicht schaden. Nach der Erfahrung von Dr. Liebke ist sie wirklich sinnvoll bei kränkelnden und kranken Menschen, vor allem mit chronischen oder häufig wiederkehrenden Symptomen und Befindlichkeitsstörungen.
Erfahrungsgemäß verschwinden einige Symptome schneller als andere. Oft zeigen sich nach zwei Wochen die ersten Erfolge. Lassen Sie bitte Ihre Beschwerden vorab immer von Ihrem Arzt oder Ihrer Ärztin abklären. Auch hinter harmlos klingenden Symptomen kann sich eine ernsthafte Krankheit verbergen. Folgende Symptome deuten darauf hin, dass Sie Ihren Gesundheitszustand mit der Blutgruppendiät verbessern können.

Haut
Ekzeme, Nesselsucht, Blässe, übermäßige Gesichtsröte, Schatten unter den Augen, Schwellungen (z. B. der Hände), Kopfschuppen, Tränensäcke und Schwellungen um die Augen, Gefühlsstörungen in der Haut

Kopf
Kopfschmerzen, Schwindel, Übelkeit – hervorgerufen durch Fahren (Auto, Bahn etc.), plötzliches „Schwarz vor den Augen", leeres Gefühl im Kopf, Schmerzen über der Stirn

Mund und Schleimhaut
Belegte Zunge, trockene Schleimhäute, übermäßige Schleimproduktion, zu zäher Schleim, Zungenbrennen, chronischer Mundgeruch, Mundwinkeleinrisse, gesprungene Lippen, Geschwüre im Mund, Zahnfleischbluten, Zahnlockerungen, häufiges Gähnen, Scheidenentzündungen

Hals, Nase und Ohren
Juckreiz oder Kratzen im Hals bzw. Gaumen, Druckgefühl im Hals, häufig geschwollene Mandeln, Heiserkeit, häufige Atemwegsinfekte, laufende Nase, trockene Nase, häufiges Niesen, behinderte Nasenatmung, Heuschnupfen, häufiges Nasenbluten, Ohrjuckreiz, chronische Ohrinfektionen, chronische Nebenhöhleninfekte, zäher Schleim aus den Bronchien, Husten

Brustorgane (Herz und Lunge)
Herzklopfen (vor allem bis 1–2 Std. nach dem Essen), Herzstolpern, Unruhegefühl in der Brust

Bauchorgane
Sodbrennen, Aufstoßen, Blähungen, Bauchkrämpfe, häufiger Durchfall, chronische Verstopfung, Schleim im Stuhl, Stuhl mit unverdauten Speiseresten, Völlegefühl, Analjuckreiz, brennendes Gefühl im Magen oder Darm, Blasenentzündungen

Arme und Beine, Rücken
Muskelermüdung, Muskelkrämpfe, Muskelschmerzen, Muskelzuckungen, strömendes Gefühl in den Armen u./o. Beinen, Gelenksteifigkeit, kalte Hände und Füße, unruhige Beine, häufige Venenentzündungen, Schwellungen der Hände und Füße oder Gelenke, Rückenschmerzen

Allgemeine Symptome
Untergewicht, Übergewicht, müde nach dem Essen, übermäßiger Durst nach dem Essen, Schlafstörungen, übermäßiges Schwitzen, häufiges Frösteln, Bewegungsunruhe

Ernsthafte Erkrankungen
Die Diät kann in unterschiedlichem Ausmaß die ärztliche Behandlung unterstützen und die Beschwerden lindern/beseitigen (siehe Kapitel 3). Oder sie hilft „nur", das Allgemeinbefinden zu verbessern und Energie zu mobilisieren

ERGEBNISSE AUS LABORUNTERSUCHUNGEN

Wie sinnvoll eine Blutgruppendiät bei Ihnen ist – dafür gibt es erfahrungsgemäß auch einige „objektive" Anhaltspunkte anhand von Laborwerten. Generell sind leicht erhöhte Leberenzymwerte und zu hohe Werte für Blutzucker und Blutfette eine Indikation für die Blutgruppendiät, selbstverständlich nur nach Absprache mit Ihrer Ärztin/Ihrem Arzt.

Sinnvolle Blutuntersuchungen, geordnet nach Blutgruppen

Blutgruppe 0

Gesamteiweiß: Bereits niedrig normale Werte können Verdauungsprobleme anzeigen und die Blutgruppendiät indizieren.

Cholesterin: Dies ist ein wichtiger Baustoff z. B. für Hormone und Zellwände. Ist der Cholesterinwert zu hoch, steigt das Risiko für eine Arteriosklerose mit Folgeerkrankungen wie Durchblutungsstörungen und Herzinfarkt. Selten hat Blutgruppe 0 zu niedrige Cholesterinwerte (<150 mg/dl). Dann aber sind die Ernährungsrichtlinien für Blutgruppe 0 zu empfehlen.

Hämoglobin (Hb), rote Blutkörperchen (Erythrozyten), Vitamin B12: Besonders die Vegetarier der Blutgruppe 0 neigen zu niedrigen bzw. niedrig normalen Vitamin-B_{12}-Werten im Blut. Zuweilen neigen sie auch zur Blutarmut, die sich anfangs in niedrig normalen Werten beim roten Blutfarbstoff (Hb) und/oder den roten Blutkörperchen ausdrückt. Eine Blutgruppendiät ist viel versprechend und ratsam.

Blutgruppe A

Vitamin-B_{12}: Bei erniedrigten Vitamin-B_{12}-Werten ist eine Blutgruppendiät empfehlenswert. Konzentrieren Sie sich auf pflanzliche Nahrungsmittel mit einem hohen Gehalt an Vitamin B_{12}, wie etwa Süßwasseralgen. In diesem Fall sollten Sie auch die empfohlenen Nahrungsmittel aus der Sparte Fische/Meeresfrüchte sowie die unbedenklichen tierischen Produkte (Huhn, Pute) berücksichtigen.

Cholesterin/Triglyceride: Erhöhte Werte sind beim A-Typ häufig. Hier ist die Blutgruppendiät unbedingt empfehlenswert.

Blutgruppe B

Magnesium: Es besitzt antivirale Wirkung und ist das Nervenmineral schlechthin. Man nennt es auch „Buddha-Mineral", da es hilft, das Nervensystem vor allzu großer Stressbelastung zu schützen. Dadurch bewahrt der B-Typ bei übermäßigem Stress leichter seine Ruhe. Niedrige Magnesiumwerte können den Organismus belasten. Eine Typ-B-Diät kann hier wirksame Entlastung schaffen und die Magnesiumspeicher auffüllen.

Gesamteiweiß: Erfahrungsgemäß sind niedrig normale Werte ein Hinweis, die proteinreiche B-Typ-Diät zu beginnen.

Blutgruppe AB

Immunglobuline: Ein gestörtes Gleichgewicht im Immunsystem zeigt sich durch schwankende Werte bei den Antikörpern (Immunglobulinen). Der Normbereich wird meist nur geringfügig über- oder unterschritten. Erfahrungsgemäß wird das Immunsystem des AB-Typs mit einer AB-Diät unterstützt.

10 TIPPS
BEI STARTSCHWIERIGKEITEN

Mancher Wandel vollzieht sich eher leise und anfangs fast unbemerkt. Wenn sich also scheinbar nichts verändert, versuchen Sie allein oder auch mithilfe des Partners oder eines guten Freundes herauszubekommen, ob dies wirklich der Fall ist. Folgende Anregungen helfen Ihnen, wenn der Anfang schwer ist:

1. Stimmt Ihre Blutgruppe wirklich? Oder haben Sie sich nur ungefähr erinnert? Sie brauchen Ihre Blutgruppe schwarz auf weiß!
2. Anfangs fühlen Sie sich von den vielen Nahrungsmitteln, die nicht empfehlenwert sind, vielleicht überfordert. Das bremst Ihre Begeisterung. Fördern Sie Ihre Motivation und achten Sie in den Empfehlenswert-Listen auf Ihre Favoriten. Essen Sie Ihre Leibspeise gerade am Anfang häufiger.
3. Sie wissen nicht, wo Sie Quinoa, Amaranth oder Tofuburger finden und halten sich daher doch nicht so genau an die Empfehlungen? Schauen Sie in gut sortierten Reformhäusern, Naturkostläden und dem spezialisierten Versandhandel nach den Alternativen zu Weizen und Kuhmilchprodukten.
4. Achten Sie auf versteckte Anteile nicht empfehlenswerter Nahrungsmittel in Fertigprodukten, und fragen Sie z. B. nach Weizen im Roggenbrot.
5. Vielleicht ist es für Sie leichter, Ihr Brot selbst zu backen, da Sie die Zutaten bestimmen können. Eine moderne Brotbackmaschine ist eine große Hilfe. Oder lassen Sie sich Ihre Dinkelbrötchen/-brote vom Bäcker backen.

Fragen Sie danach. Erfahrungsgemäß sind viele Bäcker ab einer bestimmten Menge bereit, Wünsche zu erfüllen.
6. Gehen Sie beim Austausch der Nahrungsmittel behutsam und Schritt für Schritt vor. Widmen Sie sich zum Beispiel zuerst der Suche nach Alternativen für Weizenprodukte und gewöhnen Sie sich an deren Verwendung. Kümmern Sie sich dann um den Ersatz von Kuhmilchprodukten. Keines von beiden ist eine Kleinigkeit! Lassen Sie sich Zeit und sammeln Sie Ihre Erfahrungen. Wer mit Elan alles auf einmal austauschen will, bricht die Blutgruppendiät oft frustriert ab, weil ein Überforderung eintritt.
7. Hand aufs Herz – sind Sie konsequent? Zu viele Ausnahmen gefährden das Ergebnis. Bedenken Sie, dass selbst kleinste Mengen Weizen in der Lage sind, den Stoffwechsel zu blockieren, sodass es unmöglich ist abzunehmen.
8. Ernährung ist aber nicht alles. Achten Sie auf ausreichenden Schlaf, reduzieren Sie übermäßigen Stress und erlernen Sie ggf. eine Methode zur Entspannung. Treiben Sie regelmäßig Sport (siehe Kapitel 4). Oftmals reagiert unser Körper erst durch das Zusammenspiel aller dieser Faktoren.
9. Haben Sie Geduld und versuchen Sie, die Blutgruppendiät ein ganzes Jahr lang zu befolgen.
10. Beziehen Sie Ihren Konstitutionstyp mit ein (siehe folgenden Abschnitt).

WELCHER KONSTITUTIONSTYP SIND SIE?

Der griechische Arzt und Begründer der wissenschaftlichen Medizin, Hippokrates, hat vor über 2000 Jahren ein einfaches System entwickelt, mit dessen Hilfe Sie einfach und schnell bestimmen können, ob Sie ein guter oder ein schlechter Futterverwerter sind. Diese Zuteilung relativiert unter Umständen die Empfehlungen der Blutgruppendiät.

Vollblütige (Plethoriker): Rundlich, neigt zu Gesichtsröte und höherem Blutdruck. Schwitzt leicht, Tendenz zu verstärkter Blutggerinnung (Thrombosegefahr). Guter Futterverwerter. Um abzunehmen, sollten alle „vollblütigen" Blutgruppentypen mehr Gemüse und Obst essen und weniger Fleisch.

Blutleere (Astheniker): Eher schlank, neigt zu niedrigem Blutdruck, friert und hat eine Tendenz zu verminderter Blutgerinnung. Schlechter Futterverwerter. Die Aufnahme proteinreicher Nahrungsmittel, vor allem auch Fleisch, nicht vernachlässigen.

ZUSÄTZLICHE MINERALSTOFFE UND VITAMINE

Die Ernährung alleine reicht nicht immer aus, um den täglichen Bedarf an Nährstoffen zu decken. Da jeder Blutgruppentyp erfahrungsgemäß zu seinen typischen Beschwerden und Gesundheitsstörungen neigt, sollten Sie auch Mineralstoffe und Vitamine blutgruppentypisch nehmen. So können Sie die Bemühungen Ihres Körpers, gesund zu bleiben, optimal unterstützen.

Keinesfalls ist es notwendig, alle empfohlenen Produkte zur selben Zeit zu nehmen. Treffen Sie zusammen mit Ihrem Arzt eine Auswahl. Die Dosierungen entnehmen Sie bitte der jeweiligen Produktinformation oder fragen auch dazu Ihren Arzt.

Blutgruppe 0

Vitamin C
Hilft bei allergischen und entzündlichen Problemen.

Mariendistel
Bei Zeichen von Leberbelastung.

Propolis
Wirkt entzündungshemmend. Empfehlenswert beispielsweise bei Entzündungen der Mundschleimhaut und des Rachens.

Chlorella
Süßwasseralge, die sich u. a. durch ihren sehr hohen Chlorophyllanteil positiv auf das Blutbild und die Gerinnung auswirken kann. Auch gute Hilfe bei blutgruppentypischer Neigung zu Reizungen der Magenschleimhaut. Erhöht die Ausdauer.

CGF
Spezielles Konzentrat aus der Süßwasseralge Chlorella. Hilft bei Darmbeschwerden, die Darmflora zu erhalten bzw. aufzubauen.

Fischölkapseln
Günstig bei entzündlichen Hautkrankheiten und Reizungen des Darmes.

Enzyme
Vorzugsweise aus der Bauchspeicheldrüse von Tieren und aus Ananas gewonnen. Hilft, Verdauungsschwierigkeiten durch ungewohntes tierisches Eiweiß auszugleichen. Auch entzündungshemmend und bei Sportverletzungen.

Calcium
Besonders wichtig, da in der Diät für Blutgruppe 0 Milch als bevorzugte Calciumquelle fehlt. Bei allergischen Beschwerden.

Jod
Erfahrungsgemäß besitzt Blutgruppe 0 eine Neigung zu Schilddrüsenkrankheiten. Eine milde Jodsubstitution kann Vorteile bringen.

Selen
Die Umwandlung der Schilddrüsenhormone in ihre aktive Form ist ein selenabhängiger Stoffwechselvorgang. Deshalb kann Selen für Menschen mit Blutgruppe 0 günstig sein.

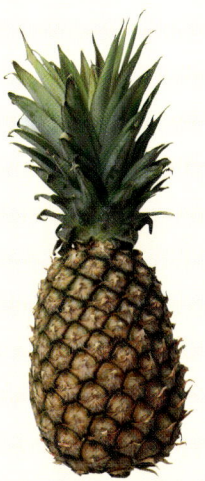

Blutgruppe A

Vitamin B_{12}
Zur Vorbeugung und als Ausgleich für die A-typische Neigung zum Vitamin B_{12}-Mangel mit Anämie.

Eisen
Da nur im Fleisch reichhaltig vorhanden, könnte sich leicht ein Mangel einstellen.

Vitamin E
Zur Vorbeugung von Herz-Kreislauf-Erkrankungen und rheumatischen Beschwerden.

Co-Enzym Q10 (CoQ10)
Wichtig zur Stärkung des Herzens bei Blutgruppe A, da diese zu Herzkrankheiten neigt. Wichtig: In heißem Getränk mit einigen Tropfen Öl höchste Aufnahme in den Körper gewährleistet.

Omega 3 Fettsäuren
Bei Blutgruppe A auch in hoher Dosierung. Sehr günstige Wirkung bei erhöhtem Risiko durch zu hohe Blutfette, bei Tendenz zu übermäßiger Gerinnung und bei rheumatischen Beschwerden.

CLA (konjugierte Linolsäure)
Fettsäure, die u. a. einen gewissen Schutz vor Krebserkrankungen des weiblichen Geschlechts bietet.

Quercitin
Bioflavonoid mit guten krebsvorbeugenden Wirkungen.

Weißdorn
Stärkt das Herz.

Chlorella
Gute Quelle für pflanzliche Aminosäuren und sehr reich an Vitamin B_{12}. Stärkt das Immunsystem. Energiefördernd.

N-Acetyl Cystein
Bei Verschleimung der Bronchien und Nebenhöhlen. Unterstützt die körpereigene Entgiftung in der Leber.

Kreatin
Baustein energiereicher Verbindungen im Körper. Verbessert den energetischen Zustand von Nerven, Muskeln. Erhöht die Ausdauerleistung bei starken körperlichen Beanspruchungen. Hilft Typ-A in der Rekonvaleszenz.

Alpha Liponsäure
Schützt das Nervengewebe und wirkt stabilisierend auf den Blutzuckerspiegel.

Blutgruppe B

Magnesium
Stärkt das Nervensystem und hat u. a. antivirale Eigenschaften. Für B-Typen günstig bei Ekzemen.

Lecithin
Für ein gut funktionierendes Nervensystem.

Acetyl L-Carnitin
Schützt die Nerven vor übermäßiger Degeneration und kann das Abnehmen unterstützen.

L-Lysin
Eiweißbaustein, der mit der Nahrung zugeführt werden muss (sog. essenzielle Aminosäure). Hilft u. a. bei Lippenherpes.

DHA
Omega 3 Fettsäure, die Entzündungen des Nervensystems reduzieren kann. Ist wie Lecithin ein wichtiger Baustein in der fettreichen Zellstruktur im Gehirn.

Vitamin B Komplex
Unerlässlich für gesunde Stoffwechselfunktion des Nervensystems. Antivirale Eigenschaften.

Melissenextrakt
Gegen Herpesviren und zur Beruhigung.

Vitamin C
Hat viele positive Eigenschaften. Für den B-Typ ist es mit seinen antientzündlichen und antiviralen Eigenschaften gut zur Vorbeugung gegen Virusinfekte (Herpes, Grippe etc.).

CGF
Konzentrat aus der Chlorella-Alge. Schützt und regeneriert die körpereigene Darmflora, erhöht damit die Vitamin-B-Aufnahme im Darm und unterstützt das Immunsystem.

Blutgruppe AB

Zink
Hat u. a. bei Virusinfektionen günstige Eigenschaften.

Kreatin
Ausgangsstoff energiereicher Verbindungen im menschlichen Organismus. Stärkt das Nervensystem.

Cholin und Inositol
Bestandteile des Lecithins, schützen Leber und Blutgefäße vor Verfettung.

Weißdorn
Herztonikum: Stärkt das Herz.

Echinacin
Regt das Immunsystem an.

Vitamin C mit Bioflavonoiden
Wirkt bei Virus- und Krebserkrankungen vorbeugend.

Co-Enzym Q10 (CoQ10)
Wichtig für die Energiegewinnung in der Herzmuskelzelle.

UND WAS ESSE ICH HEUTE? TIPPS FÜR ALTERNATIVEN

Gehören Sie zu den Menschen, die gerne mit der Blutgruppendiät starten, aber nicht ihre kompletten Essgewohnheiten umkrempeln möchten? Hier sehen Sie, dass sich Ihr bisheriger Speiseplan nicht wesentlich von Ihrem künftigen blutgruppengemäßen unterscheiden muss.

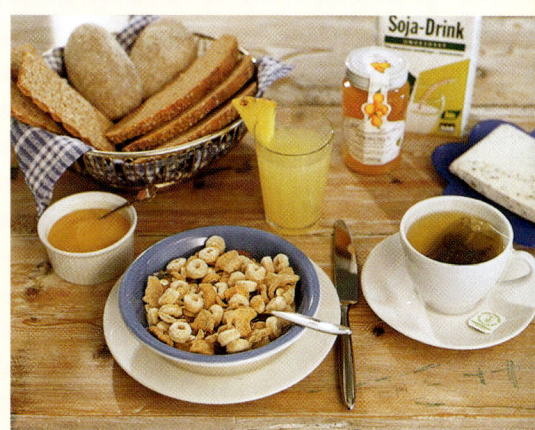

Blutgruppe 0

Frühstück/Abendbrot

bisher	in Zukunft
Brötchen	Dinkelbrötchen, Roggenbrötchen
Toastbrot	Dinkeltoast, Roggentoast
Brot	Essener Brot, Dinkelbrot, Knäckebrot, Roggenbrot
Käse	Schafskäse, Ziegenkäse, Sojakäse
Marmelade	aus empfohlenen/unbedenklichen Früchten
Honig	Honig
Müsli	Müsli aus unbedenklichen Getreidesorten und Nüssen
Orangensaft	Saft aus empfohlenen Früchten
Joghurt	keinen
Milch	Sojamilch
Bohnenkaffee	grüner Tee, Kräutertees

Mittagessen

bisher	in Zukunft
Kartoffeln	Reis, Buchweizen, Hirse
Reis	Reis
Nudeln	Dinkelnudeln, Buchweizennudeln
Fleisch	empfohlene/unbedenkliche Sorten
Gemüse	empfohlene/unbedenkliche Sorten
Fisch	empfohlene/unbedenkliche Sorten

Blutgruppe A

Frühstück/Abendbrot

bisher	in Zukunft
Brötchen	Roggenbrötchen, Haferbrötchen, Dinkelbrötchen
Toastbrot	Dinkeltoast, Roggentoast
Brot	Essener Brot, Weizenkeimbrot, Roggenbrot, Grahambrot
Käse	Sojakäse, Schafskäse, Ziegenkäse, Ricotta
Marmelade	aus empfohlenen/unbedenklichen Früchten
Honig	Honig
Müsli	Müsli aus unbedenklichen Getreidesorten und Nüssen
Orangensaft	Saft aus empfohlenen Früchten
Joghurt	Joghurt, Kefir
Milch	Sojamilch, Ziegenmilch
Bohnenkaffe	Bohnenkaffee

Mittagessen

bisher	in Zukunft
Kartoffeln	Buchweizen, Reis, Hirse
Reis	Reis
Nudeln	Buchweizennudeln, Dinkelnudeln
Fleisch	empfohlene/unbedenkliche Sorten
Gemüse	empfohlene/unbedenkliche Sorten
Fisch	empfohlene/unbedenkliche Sorten

Blutgruppe B

Frühstück/Abendbrot

bisher	in Zukunft
Brötchen	Dinkelbrötchen
Toastbrot	Dinkeltoast
Brot	Essener Brot, Dinkelbrot, Grahambrot, Reiswaffeln
Käse	Schafskäse, Ziegenkäse, Camembert, Edamer, Emmentaler
Marmelade	aus empfohlenen/unbedenklichen Früchten
Honig	Honig
Müsli	Müsli aus unbedenklichen Getreidesorten und Nüssen
Orangensaft	Orangensaft
Joghurt	Joghurt, Hüttenkäse, Molke
Milch	Milch
Bohnenkaffee	grüner Tee, Bohnenkaffee

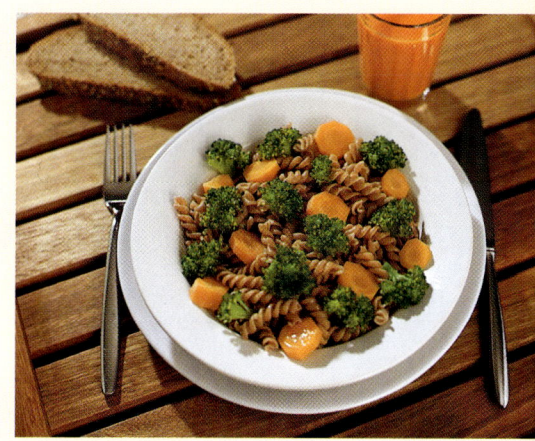

Mittagessen

bisher	in Zukunft
Kartoffeln	Kartoffeln
Reis	Reis, Hirse
Nudeln	Dinkelnudeln, Nudeln aus Hartweizengrieß
Fleisch	empfohlene/unbedenkliche Sorten
Gemüse	empfohlene/unbedenkliche Sorten
Fisch	empfohlene/unbedenkliche Sorten

Blutgruppe AB

Frühstück/Abendbrot

bisher	in Zukunft
Brötchen	Dinkelbrötchen, Roggenbrötchen
Toastbrot	Dinkeltoast, Roggentoast
Brot	Essener Brot, Dinkelbrot, Knäckebrot, Roggenbrot
Käse	Schafskäse, Ziegenkäse, Edamer, Emmentaler, Gouda
Marmelade	aus empfohlenen/unbedenklichen Früchten
Honig	Honig
Müsli	Müsli aus unbedenklichen Getreidesorten und Nüssen
Orangensaft	Saft aus empfohlenen Früchten
Joghurt	Joghurt, Ricotta, Hüttenkäse
Milch	Magermilch, Säfte aus empfohlenen Früchten
Bohnenkaffee	Bohnenkaffee

Mittagessen

bisher	in Zukunft
Kartoffeln	Kartoffeln
Reis	Reis, Hirse
Nudeln	Dinkelnudeln, Nudeln aus Hartweizengrieß
Fleisch	empfohlene/unbedenkliche Sorten
Gemüse	empfohlene/unbedenkliche Sorten
Fisch	empfohlene/unbedenkliche Sorten

SO BEEINFLUSST DAS BLUT IHR LIEBESLEBEN

Nenne mir deine Blutgruppe – und ich sage dir, ob wir zusammenpassen

Ob eine Beziehung funktioniert, ist laut Blutgruppentheorie davon abhängig, welche Blutgruppen die Partner haben. Denn diese beeinflussen ja die Persönlichkeit und somit auch das Sex- und Liebesleben. Wer mit wem am besten harmoniert, sehen Sie in dieser – nicht ganz ernst gemeinten – Übersicht.

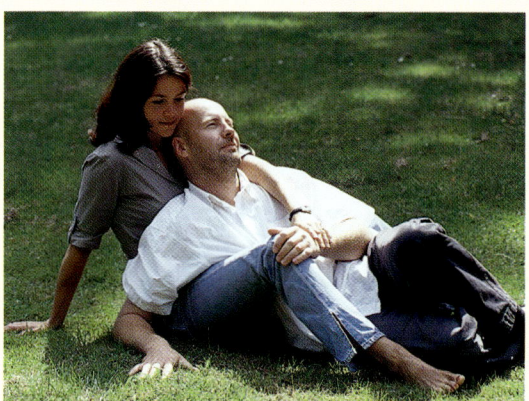

Mann O/Frau O – Schwierig. Die beiden Partner verstehen sich zwar spontan, wollen aber beide dominieren. O-Männer verlieben sich schnell und sind in der Jugend sehr eifersüchtig. Deshalb funktioniert es nur, wenn der Mann älter ist als die Frau. Sexuell wird es nach längeren Trennungen schwierig.

Mann O/Frau A – Perfekt. Er ist antreibend, verantwortungsvoll und aktiv, sie zeigt innere Stärke, ist sensibel und braucht ihn als Motor. In der Beziehung und im Bett ergänzen sie sich. Beide wünschen sich eine Familie.

Mann O/Frau B – Leidenschaftlich. Und ein kraftvolles Team. Sie ist freiheitsliebend. Er will erobern. So entsteht viel Dynamik, die sich im Bett entlädt. Sexuell passen beide gut zusammen. Sie mögen Sex an ungewöhnlichen Orten.

Mann O/Frau AB – Ausgewogen. Gute Mischung aus Gefühl, Vernunft und Leidenschaft. Beide sollten die konträren Eigenschaften des anderen achten. Wird kritisch, wenn er zu wild im Bett ist, oder sie zu empfindlich in der Beziehung.

Mann A/Frau O – Ideal. Sie sind grundverschieden und ergänzen sich perfekt. Sie ist impulsiv und tatkräftig. Er ist sensibel, zärtlich und beständig. Im Bett lebt sie sich aus, er entdeckt durch sie die Leidenschaft und steht – mit Erstaunen – seinen Mann.

Mann A/Frau A — Harmonisch. Jeder geht sensibel auf den anderen ein und will für ihn nur das Beste. Eine stabile dauerhafte Beziehung und eine glückliche Familie ist für beide wichtiger als Abenteuer und Sex. Beide harmonieren auch im Bett.

Mann A/Frau B — Kritisch. Er möchte es zärtlich und harmonisch, sie liebt hin und wieder den Kick der Freiheit, wenn auch nur in Gedanken. Daraus könnte Spannung entstehen. Wenn nicht, wird die Beziehung sehr liebevoll. Im Bett traut sie sich nicht, ihre Fantasien auszuleben. Es läuft deshalb etwas gleichförmig ab.

Mann A/Frau AB — Ruhig. Beide schätzen in der Beziehung ein beständiges sanftes Glück und finden es in dieser Konstellation. Die Beziehung ist für sie ein Hort der Kraft, dafür verzichten sie gerne auf die große Leidenschaft. Im Bett sind beide zärtlich, beschränken sich aber auf das Gewohnte.

Mann B/Frau 0 — Explosiv. Sie ist die leidenschaftlichste aller Liebhaberinnen. Er läßt sich liebend gerne mitreißen und bringt bald auch eigene Ideen und Tatkraft mit ein. Hier funkt's im Bett. Im sonstigen Leben kann's allerdings auch häufig krachen.

Mann B/Frau A — Gut. Sie kann mit seinem Chaos und seinen Wutausbrüchen wenig anfangen. Er hingegen schätzt ihre einfühlsame und zurückhaltende Art. Ihr zuliebe mäßigt er sich. Dann aber funktioniert's gut. Im Bett gibt es keine Probleme.

Mann B/Frau B — Geschwisterlich. Sie schätzen und inspirieren sich gegenseitig, aber der erotische Funke will nicht so richtig überspringen. In der Beziehung bleiben sie Eigenbrötler, im Bett läuft wenig.

Mann B/Frau AB — Bewundernswert. Er liebt ihr diplomatisches Durchsetzungsvermögen. Sie bewundert seine Kreativität. Solange sie sich durchsetzen und für Ordnung sorgen darf, klappt es wunderbar. Im Bett läuft mehr, als man von außen denkt – wenn sie den aktiven Part übernimmt.

Mann AB/Frau 0 — Spannend. Sie übernimmt gerne die Verantwortung und hat schon lange ein Auge auf ihn geworfen, bevor er dies wahrnimmt. Ist der Groschen endlich gefallen, sind sie sich treue Partner. Aber es kommt immer wieder zu Spannungen - was im Bett von Vorteil ist.

Mann AB/Frau A — Kritisch. Hier kommt sein Idealismus und seine Freiheitsliebe zum Vorschein. Sie aber wünscht sich eine klare Linie und mehr häusliche Ambitionen. Auch der Sex ist nur anfangs prickelnd.

Mann AB/Frau B — Anziehend. Sehr unterschiedliche Partner, die sich gegenseitig viel von dem geben, was der andere nicht hat. Er ist richtiggehend betört von ihr, sie bewundert seine Gradlinigkeit. Ihre Liebe zeigt sich im Zusammenleben, und weniger im Bett. Der Sex ist keine Herausforderung.

Mann AB/Frau AB — Heftig. Beide im Innern leidenschaftlich und von außen zurückhaltend, beide besessen von einer Idee, beide sehr intuitiv. Die Beziehung ist heftig, aber kurz. Gewaltiges Strohfeuer, auch beim Sex.

WELCHE SPORTART PASST ZU IHRER BLUTGRUPPE?

Die einen mögen's sanft und die anderen anstrengend. Welcher Sport zu einem passt, ist erfahrungsgemäß auch eine Frage der Blutgruppe. So wollen sich die Menschen der Typen 0 und B beim Sport eher anstrengen und auspowern, während die Menschen der Typen A und AB eher die konzentrative Entspannung suchen. Hier sehen Sie, welche Sportarten für Sie geeignet sind.

Blutgruppe 0

- Kampfsportarten wie z. B. Boxen, Ringen, Judo, Taekwondo
- Fechten
- Laufen, auch Kurz- und Mittelstrecke
- Triathlon
- aggressiver Mannschaftssport wie Basketball, Fußball, Handball, Football
- Radsport
- Skisport
- Aerobic, Jazzdance
- Kraftsport

Blutgruppe A

- konzentrationsfördernde Bewegungsübungen wie Tai Chi, Bogenschießen
- reine Ausdauersportarten mit mäßiger Belastung
- Golf

Blutgruppe B

- Badminton, Tennis, Volleyball
- Ausdauersportarten mit mittlerer Intensität

Blutgruppe AB

- konzentrationsfördernde Bewegungsübungen wie Tai Chi, Bogenschießen
- Tennis
- ausgiebige Spaziergänge, Wandern
- reine Ausdauersportarten mit mäßiger Belastung
- Golf

WAS KANN ICH SELBST FÜR MICH TUN?
HILFE ZUR SELBSTHILFE BEI
ALLTÄGLICHEN GESUNDHEITSSTÖRUNGEN

Nach der Blutgruppendiät gibt es keine universellen Mittel gegen Schlaflosigkeit oder Verstopfung. Aber gerade bei den alltäglichen Beschwerden ist eine Therapie gemäß der Blutgruppen erfahrungsgemäß viel versprechend. Auch wenn es sich überwiegend um eher harmlose Befindlichkeitsstörungen handelt, raten wir in jedem Fall, zuvor Ihre Ärztin/Ihren Arzt zu befragen.

Allergische Beschwerden

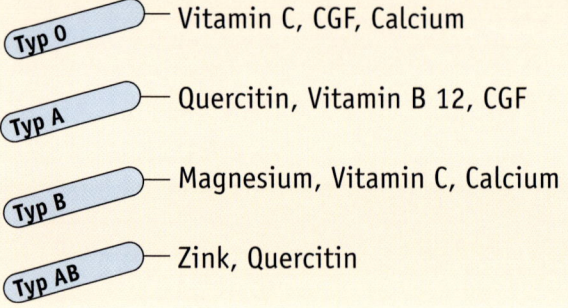

- Typ 0 — Vitamin C, CGF, Calcium
- Typ A — Quercitin, Vitamin B 12, CGF
- Typ B — Magnesium, Vitamin C, Calcium
- Typ AB — Zink, Quercitin

Energielosigkeit

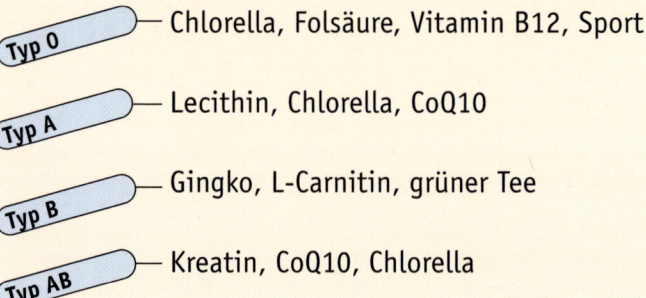

- Typ 0 — Chlorella, Folsäure, Vitamin B12, Sport
- Typ A — Lecithin, Chlorella, CoQ10
- Typ B — Gingko, L-Carnitin, grüner Tee
- Typ AB — Kreatin, CoQ10, Chlorella

Gelenkbeschwerden

- Typ 0 — Teufelskralle, Fischölkapseln, Enzyme
- Typ A — Vitamin E, Chlorella, Kreatin
- Typ B — Lecithin, Omega 3 Fettsäuren
- Typ AB — Vitamin E, Vitamin C, Kreatin

Grippaler Infekt

- Typ 0 — Fasten, viel Vitamin C
- Typ A — Echinacin, Vitamin C, N-Acetyl Cystein
- Typ B — Fasten, Magnesium, Salbei
- Typ AB — viel Vitamin C, Zink, Echinacin

Schlafstörungen

- Typ 0 — regelmäßig abendliche Bewegung, Pfefferminztee
- Typ A — Entspannungsübungen, Baldrian
- Typ B — Magnesium, Melissentee
- Typ AB — Entspannungsübungen, Johanniskraut

Übergewicht (neben der Blutgruppendiät)

- **Typ 0** — sehr viel Bewegung, L-Carnitin
- **Typ A** — dosiertes Bewegungsprogramm, Entspannungsübungen, CoQ10, CLA
- **Typ B** — viel Bewegung, Lecithin, Acetyl L-Carnitin
- **Typ AB** — Cholin, Inositol, dosiertes Bewegungsprogramm, CoQ10, CLA

Verstopfung

- **Typ 0** — Calcium, CGF, Pflaumensaft
- **Typ A** — C, Ananassaft, 1 Glas warmes Wasser mit Zitrone nüchtern morgens
- **Typ B** — Magnesium, Kohlsaft, Ananassaft
- **Typ AB** — Vitamin C, Kohlsaft, 1 Glas warmes Wasser mit Zitrone nüchtern morgens

Wadenkrämpfe

- **Typ 0** — B-Vitamine, Calcium
- **Typ A** — Vitamin E
- **Typ B** — Magnesium
- **Typ AB** — Vitamin E

ADRESSEN

Fa. W. Egle GmbH
Tel. 0 73 02/81 21
Führt ein breites Sortiment biologischer Lebensmittel, die auf der Suche nach Alternativen wichtig sein können. Prospekt anfordern!

Fa. VitaGreen-direct!
Tel. 0 40/53 29 91 83
Fax 0 40/53 29 91 00
Spezialisierter Versandhandel für Süßwasseralgen (Chlorella, CGF)

Internetadresse von Peter D'Adamo:
www.dadamo.com

BUCHTIPPS

Peter D'Adamo
mit Catherine Whitney
**4 Blutgruppen
– vier Strategien für ein gesundes Leben.**
Piper-Verlag,
München/Zürich, 1999

Peter D'Adamo
mit Catherine Whitney
**4 Blutgruppen
– das Kochbuch für ein gesundes Leben.**
Piper-Verlag,
München/Zürich, 2000

Barbara Rias-Bucher
Gesunde Köstlichkeiten aus der Getreideküche
50 schmackhafte Rezepte mit Amaranth, Quinoa, Dinkel, Hafer und Kamut.
Südwest-Verlag

Margret Blum
Backen mit dem Brotbackautomaten
Zahlreiche Rezepte für Klassiker und neue Kreationen, Vollkornbrot, Teige und Brote aus Backmischungen.
FALKEN Verlag

Prof. Robert Gieler, Peter Gradwohl
Dinkel und Co.
Wertvolle Getreidesorten für Ihre Gesundheit: Dinkel, Grünkern, Kamut, Amaranth, Quinoa
Kneipp-Verlag

Jutta Grimm
Vegetarisch Grillen
Die Alternative zu Würstchen und Fleischspieß. Viele interessante und schmackhafte Rezepte zum Grillen, die einen das Fleisch gar nicht vermissen lassen.
pala-verlag

Johanna Handschmann
Vollkorn mit Genuß
Tolle Rezepte für Dinkel, Grünkern, Hafer, Hirse, Weizen ...

VERWENDETE WISSENSCHAFTLICHE LITERATUR

Agbedana/Yeldu:
Serum total, heat and urea stable alkaline phosphatase activities in relation to ABO blood groups and secretor phenotypes.
African Journal of Medicine and Medical Sciences.
1996;25(4):327–9

Anderson/Haas:
Blood Type A and Familial Breast Cancer.
Cancer
1984,Nov; 54 (9):1845–9

Arato/Bagdy/Rihmer:
Reduced platelet MAO activity in healthy male students with blood group O.
Acta Psychiatrica Scandinavica
1983,Feb;67(2):130–4

Bässler/Grühn/Loew/Pietrzik:
Vitamin-Lexikon
Gustav Fischer Verlag, Stuttgart, Jena, New York, 1992

Banwell/Abramowsky/Weber/Howard/Boldt:
Digestive Diseases and Siences
1984;29:921–1929

Beckman/Cedergren/Perris:
Blood Groups and Affective Disorders.
Human Heredity
1978;28(1):48–55

Biesalski/ Grimm
Taschenatlas der Ernährung
Thieme Verlag
Stuttgart, New York, 1999

Blancher/Klein/Socha:
Molecular Biology and Evolution of Blood Group and MHC Antigens in Primates
Springer-Verlag
Berlin, Heidelberg, New York, 1997

Bond/Kerr/Hay:
Distinct oligosaccharide content of rheumatoid arthritis derived immune complexes.
Arthr. Rheum.
1995;38:744–9

Brand-Miller/Wolever/Colagiuri/Foster-Powell:
The Glucose Revolution, The authoritative guide to the glycemic index – the groundbreaking medical discovery,
Marlowe & Company, New York, 1999
Buchanan and Higley.
Br. J. Exp. Path. 1921 2; 227

Chiriloiu/Zamfireescu-Gheorghiu:
Study of Serum Intestinal Alkaline Phosphatase Isoenzyme in Correlation with the ABO Blood Group System and Secretory Status in Ulcer Patients.
Rev. Roum. Mèd.-Mèd. Int.
1977;15(4):385–392

Coppo/Amore/Roccatello:
Dietary antigens and primary IgA nephropathy.
Jou. Am. Soc. Nephrol.
1992;2:173–80

Cordain/Toohey/Smith/Hickey:
Modulation of immune function by dietary lectins in rheumatoid arthritis.
British Journal of Medicine.
2000;Mar:207–217

D'Adamo:
Gut Ecosystem Dynamics III The ABO Blood Groups and Other Polymorphic Systems.
Townsend Letter for Doctors.
1990;Aug./Sept:528–534

D'Adamo:
Gut Ecosystem Dynamics I, Defense Mechanisms and Interactive Effects: Endotoxins, Allergens and Candidiasis.
Townsend Letter for Doctors.
1991;April:229–234

D'Adamo:
Gut Ecosystem Dynamics, Special Characteristics: Lectins & Mitogens.
Townsend Letter for Doctors.
1993;November:1089–1092

Duprez:
European Heart Journal.
1995;16, S. 1269.

Erikssen/Thaulow/Stormorken:
ABO Blood Groups and Coronary Heart Disease (CHD).
Thrombosis and Haemostasis
1980, Jun;43(2):137–40

Freed/Buckley:
Mucotractive effect of lectin. *Lancet.*
1978;I:585–6

Freed:
Do dietary lectins cause disease?
British Medical Association.
1999,Apr;318:1023–24

Gabius/Rüdiger/Uhlenbruck:
Lektine
Spektrum der Wissenschaft.
1988, Nr. 11, S.50–60

Hornung:
Über die Beziehung der Blutgruppen zu rassischen Merkmalen.
Münch. med. Wschr. 5, 125 (1940)

Kolberg/Sollid:
Lectin activity of gluten identified as wheat germ agglutinin.
Biochem. Biophys. Res. Comm.
1985;130:867–72

Locong/Roberge:
Cortisol and Catecholamines Reponse to Venisection by Humans with Different Blood Groups.
Clinical Biochemistry.
1985,Feb;Vol.18:67–9

Lombard/Germano:
The Brain Wellness Plan,
Kensington Books,
New York, 1997

Marinaccio/Traversa/Carioggia: **ABO blood groups in gynecological tumors.**
Minerva Ginecologica.
1995,Mar;47(3):69–76

Nachbar/Oppenheim:
Lectins in the United States diet: a survey of lectins in commonly consumed foods and a review of the literatur.
The American Journal of Clinical Nutrition
1980,Nov;33(11):2338–45

Nagai/Dobrotka:
Über Blutmystizismus
Spotless-Verlag,
Berlin 1992

Neugut/Hayek/Howe:
Epidemiology of Gastric Cancer. 1996,
Jun;23(3):281–91

Neumann/Arbogast/Chi:
Effects of Stress and Blood Type on cortisol and VLDL Toxicity Preventing Activity.
Psychosomatic medicine.
1992,Sep-Oct;54(5):612–9

Padma/Valli:
ABO Blood Groups, Intestinal Alkaline Phosphatase and Haptoglobin Types in Patients with Serum Hepatitis.
Human Heredity
1988;38:367–371

Pettenkofer/Bickerich:
Über Antigengemeinschaften zwischen den menschlichen Blutgruppen ABO und den Erregern gemeingefährlicher Krankheiten.
Zbl. Bakt.,
179, 433 (1960)

Prokop/Uhlenbruck:
Lehrbuch der menschlichen Blut- und Serumgruppen
Georg Thieme Verlag, 1963.

Pusztai:
Dietary lectins are metabolic signals for the gut and modulate immune and hormone funtions. *European Journal of Clinical Nutrition.*
1993,Oct;47(10):691-9

Rafaelsen/Shapiro:
Psychopharmacological Studies in Genetically Determined Subgroups of Psychiatric Patients.
Progress in Neuro-Psychopharmacology.
1979;3(1-3):147–54

Rinieris/Stefanis/Rabavilas:
Obsessive-compulsive neurosis, anancastic symptomatology and ABO blood types.
Acta Psychiatrica Scandinavica. 1978,May;57(5):377–81

Rinieris/Stefanis/Lykouras:
Affective disorders and ABO blood types.
Acta Psychiatrica Scandinavica. 1979,Sep;60(3):272–8

Rybalka/Andreeva/Tikhonenko:
The ABO Blood Groups and the RH Factor in Patients with Tumors and Tumoriform Processes in the Ovary.
Voprosi Onkologii. 1979;25(3):28–30

Silbernagel/Despopoulos:
Taschenatlas der Physiologie, Thieme Verlag, Stuttgart, New York, 1983

Shapiro/Rafaelsen/Ryder:
ABO Blood Groups in Unipolar and Bipolar Manic-Depressive Patients.
American Journal of Psychiatric. 1977, Feb;134(2):197–200

Skolnick/Thompson/Bishop:
Possible Linkage of a Breast Cancer-Susceptibility Locus to the ABO Locus.
Genetic Epidemiology. 1984;1:363–373

Stephan/Graubaum/Meurer:
Osoenzyme der alkalischen Phosphatase – Referenzwerte im jugendlichen Alter und Einfluss der Eiweissernährung.
Experientia. 1976;32(7):832–4

Takazawa/Kimura/Nanko:
Blood Groups and Affective Disorders.
Japanese Journal of Psychiatry and Neurology. 1988,Dec;42(4):753–8

Uchigata/Spitalnik/Tachiwaki/Salata/Notkins:
Pancreatic islet cell surface glycoproteins containing Gal b(1-4)GNAc-R identified by cytotoxic monoclonal antibodies.
Jou. Exp. Med.. 1987;165:124–39

Uhlenbruck:
Die Biologie der Lektine:
Eine biologische Lektion.
Funkt. Biol. Med., 1983, Heft 2, S. 40–48

Uhlenbruck:
Immunbiologie.
Bakterien gehen Membranzuckern auf den Leim.
Ärztliche Praxis.
1986;Dez, 103/104: S. 3339/3340

Uhlenbruck:
100 Jahre Lektine.
Der informierte Arzt,
Heft 20: S. 83–87

Voge/Motulsky:
Human genetics.
Problems and Approaches.
Springer-Verlag
Heidelberg, 3. Auflage 1997

Wahlberg/Blombäck/Magnusson:
Influence of Sex, Blood Group, Secretor Character, Smoking Habits.
Haemostasis
1984;14:312–319

Whincup/Cook/Phillips:
ABO blood group and ischaemic heart disease in British men. *Br.Med.J.* 1990;300:1679–82

GLOSSAR

Adrenalin: Stresshormon, gehört zur Gruppe der Katecholamine. Bewirkt je nach Zielort Gefäßverengung oder Gefäßerweiterung. Die Herzfrequenz steigt, die Bronchien werden erweitert, die Spannung der Darmmuskulatur sinkt, die Atemtätigkeit wird angeregt. Unruhe, Ruhelosigkeit und Zittern sind die Folge.

Agglutination: Antigen-Antikörper-Reaktion, bei der die Antigene (rote Blutkörperchen, Bakterien) von den Antikörpern so vernetzt werden, dass sie verklumpen.

Antigene: Eindringlinge in den Körper (Viren, Bakterien, Pollen), auf die der Körper mit einer Immunantwort reagiert. Es gibt auch körpereigene Antigene.

Antikörper: Werden von den Zellen der Immunabwehr als Reaktion auf ein Antigen gebildet.

Arteriosklerose: Die so genannte Gefäßverkalkung entsteht durch Ablagerungen und Vernarbungen in der Wand von Arterien, wodurch die Wand unelastisch wird und sich der Durchmesser der Gefäße verkleinert.

Autoimmunkrankheiten: Das Immunsystem greift gesunde Gewebe oder Organe des eigenen Körpers an, wie bei Rheuma, Multiple Sklerose und einigen Formen von Diabetes mellitus.

Bakterien: Einzellige Kleinstlebewesen, die selbstständig lebens- und vermehrungsfähig sind. Bakterien können für den Menschen gefährlich (pathogen) und ungefährlich (apathogen) sein. Um zu existieren, müssen sie sich an ihrem Standort fixieren können. Daher besitzen Bakterien auch Lektine.

Blut: Ein 70 Kilogramm schwerer Erwachsener hat knapp 6 Liter Blut. Es macht ungefähr 8% des Körpergewichts aus. Die Aufgaben u. a.: die Sauerstoff- und Nährstoffzufuhr für die Körperzellen zu gewährleisten.

Blutgruppen: System vererbter Merkmale auf den Oberflächen von Körperzellen. Von den 120 Blutgruppen und 19 Blutgruppensystemen ist das ABO-System das bedeutendste, denn in ihm verhalten sich die Merkmale feindlich zueinander.

Blutplasma: Die flüssigen Bestandteile des Blutes (sie machen mehr als die Hälfte des Blutes aus). Es ist vor allem Wasser, in dem Salze und Eiweißstoffe gelöst sind. Wichtige Eiweiße sind die Antikörper zur Immunabwehr. Das Plasma enthält außerdem Hormone, Elektrolyte, Fette, Zucker, Mineralstoffe und Vitamine.

Blutzellen: Die festen Bestandteile des Blutes. Sie setzen sich zusammen aus roten und weißen Blutkörperchen sowie Blutplättchen. Rote Blutkörperchen transportieren den Sauerstoff. Weiße Blutkörperchen schützen den Körper vor Infektionen. Blutplättchen dichten Wunden ab und stoppen so Blutungen.

Disstress: Auch negativer Stress oder chronisches Überlastungssyndrom genannt. Wenn der Mensch chronisch überfordert ist, sei es mental oder körperlich, werden dadurch überschießende Abnutzungserscheinungen provoziert, das gesamte Immunsystem geschwächt und die Reparationsvorgänge gestört.

Dopamin: Vorstufe der Hormone Noradrenalin und Adrenalin.

Enzyme: Katalysatoren in unserem Körper, die den Stoffwechsel regulieren und ankurbeln.

Eustress: Wenn die Reize auf die Organe, Organsysteme und den Geist gerade so hoch sind, dass der Mensch weder unterfordert noch überfordert ist, nennt man diesen Zustand „Eustress" oder auch Normstress. Dieser Zustand ist zu erstreben. Andauernde Unterforderung würde zur Verkümmerung aller Bau- und Funktionselemente führen, andauernde Überforderung führt zu Disstress.

Immunglobuline: Eiweißkörperchen, die vom Organismus als Antikörper der spezifischen körpereigenen Abwehr gebildet werden.

Immunsystem: Das körpereigene Abwehrsystem, das Schutz vor Eindringlingen gewährt. Die ausführenden Partner – die Polizei – des Immunsystems sind Fresszellen (Makrophagen), bestimmte weiße Blutkörperchen (Granulozyten), die T- und die B-Zellen. Die Nachschubbasis für Immunzellen ist das Knochenmark, die Stätten der Immunabwehr sind Milz, Lymphknoten, Mandeln und Darm.

Kortison: Hormon der Nebennierenrinde. Wird kein Kortison mehr gebildet und kein medikamentöser Ersatz gegeben, führt dies in 1 bis 2 Wochen zum Tod. Ohne Kortison wird übermäßig viel Wasser und NaCl ausgeschieden. Dies hat eine Bluteindickung zur Folge.

Lektine: Eiweiße (Proteine) oder Zuckereiweiße (Glykoproteine) mit sehr unterschiedlichen chemischen Zusammensetzungen. Ihr verbindendes Merkmal: Sie heften sich an Zuckerstrukturen und verkleben sie. Damit helfen sie dem Organismus beim Fangen von Bakterien und Viren.

Noradrenalin: Stresshormon, gehört zur Gruppe der Katecholamine. Bewirkt Gefäßverengung, Ansteigen des Blutdrucks und der Herzfrequenz, Zunahme der Spannung der Darmmuskulatur.

Rhesusfaktor (Rh): Erbliche Blutgruppeneigenschaft, die vor allem in der Schwangerschaft und bei der Transfusion zu Komplikationen führen kann. Eine Rh-negative Frau entwickelt in der Schwangerschaft Antikörper gegen das Blut ihres Ungeborenen, wenn dieses Rh-positiv ist. In einer zweiten Schwangerschaft können die Antikörper dann die roten Blutkörperchen des Kindes zerstören.

Serotonin: Stimmungsaufhellendes Hormon; gehört mit Adrenalin, Noradrenalin und Dopamin zu den Monoaminen.

Stress: Zustand, der von der Frühzeit her den Menschen auf die Flucht oder den Kampf vorbereiten soll. Bestimmte Hormone werden ausgeschüttet, die den Herzmuskel aktivieren, das Blut in die Muskeln lenken, die unwichtigen inneren Organe ruhig stellen und zudem das Gehirn mit euphorisierenden Hormonen überfluten.

Viren: Eine Sammelbezeichnung für biologische Strukturen, die (im Gegensatz zu Bakterien) die Erbsubstanzen DNA oder RNA besitzen. Viren sind nicht selbstständig lebens- und vermehrungsfähig, sondern brauchen dazu Wirtszellen (Pflanzenzellen, bestimmte menschliche oder tierische Zellen).

REGISTER

ABO-System 10
Adressen 105
Allergien 102
Antikörper 9–11, 43
Arme, Beine 84

Bauchorgane 84
Blutgruppen 8–19
Blutgruppendiät 20–35
Blutgruppenverklumpungs-
 schema 11
Blutuntersuchungen 85–86

Charakter, blutgruppenspezifi-
 scher 54–61, 57
Cholesterin 85

D'Adamo, James und
 Peter 21
Darwin, Charles 15

Energielosigkeit 102

Fucose 9, 43

Gelenkbeschwerden 103
Gewichtsreduktion 33–34
Grippaler Infekt 103

Hämoglobin 85
Hals, Nase, Ohren 84
Häufigkeit
 der Blutgruppen 18
Haut 83
Herz und Lungen 84
Hilfe zur Selbsthilfe
 102–104
Hirszfeld, Ludwig 13

Immunglobuline 86
Infektionen 41
Interview mit
 Peter D'Adamo 62–65

Japan 56

Konstitutionstypen 89
Kopf 83
Krankheiten,
 blutgruppenspezifische
 36–45
Krebs 42

Landsteiner, Karl 11
Lebensmittellisten
 Blutgruppe 0
 71–73
 Blutgruppe A
 74–76
 Blutgruppe B
 77–79
 Blutgruppe AB
 80–82
Lektine 23–30
Liebe und
 Blutgruppen 99–100

Magengeschwüre 41
Magnesium 86
Milch 32–33
Mineralien 89–94
MN-Blutgruppen 45
Mund und Schleimhaut 83

Nahrungsalternativen
 95–98

Originaltöne 62–69

Partnerwahl 99–100
Patienten berichten 66–69

Rückenschmerzen 84

Schlafstörungen 103
Sport, blutgruppenspezifi-
 scher 46–53

Sport und
 Immunsystem 52–53
Stellungnahme
 der Deutschen Gesellschaft
 für Ernährung 69
Stress 48–51, 58–61
Symptome 83–84

Tipps bei
 Startschwierigkeiten 87–88

Übergewicht 104

Verstopfung 104
Vitamine 89–94

Wadenkrämpfe 104

Yoga 49, 51

In dieser Reihe, mit Dr. Günter Gerhardt als Herausgeber, sind im FALKEN Verlag bereits erschienen:
Traditionelle Chinesische Medizin (2541), Tees zum Heilen und Genießen (2542), Gesund und vital mit Löwenzahn (2540), Kopfschmerzen (2538), Heuschnupfen (2539), Krampfadern (2545), Risiko Krebs (2641), Mein Kind hat Neurodermitis (2640), Topfit mit Baby (2644), Kinderkrankheiten (2543), Gesunde Ernährung für Kleinkinder (2544)
Sie sind überall erhältlich, wo es Bücher gibt.

Sie finden uns im Internet: **www.falken.de**

Dieses Buch wurde auf chlorfrei gebleichtem und säurefreiem Papier gedruckt.

Der Text dieses Buches entspricht den Regeln
der neuen deutschen Rechtschreibung.

ISBN 3 8068 2718 4

© 2000 by FALKEN Verlag, 65527 Niedernhausen/Ts.
Die Verwertung der Texte und Bilder, auch auszugsweise, ist ohne Zustimmung des Verlags urheberrechtswidrig und strafbar. Dies gilt auch für Vervielfältigungen, Übersetzungen, Mikroverfilmung und für die Verarbeitung mit elektronischen Systemen.

Umschlaggestaltung:
Rohwedder.Becker, Büro für Konzept und Gestaltung, Mainz
Layout: Horst Bachmann, Idstein
Konzept: Redaktion FALKEN Verlag
Redaktion: Susanne Staatsmann, Berlin/Martina Müller
Herstellung: Anke Sprey, Hofheim/ Petra Becker
Umschlagfoto unten:
ZDF/C. Sauerbrei
Computergrafiken:
Wladimir Szczesny und Sylvia Kursawe, München

Fotos: FALKEN Archiv: 50 (Dave Dolson); 78 u. re. (U. Kopp); 54/55 (Rincon); 73 (Studio R. Schmitz; 78 u. li. (T.E. Creative Fotografie + Styling); 20/21, 74, 75 li., 76, 77, 78 o., 79–81, 91 (TLC); 75 re. (M. Wissing); **AKG**, Berlin: 13; **dpa**, Frankfurt: 12, 15; **Okapia**, Frankfurt/ J. L. Carson/CMSP: 8/9; **MADAUS AG**, Köln: 40; **Medizinisch-immunologische Laboratorien**, München: 25; **Beatrice Wagner**, München: 64; alle übrigen Fotos: **Kristin Schnell**, Hamburg
Foto ServiceCenter: **FALKEN Archiv** (Tom Pingel)

Die Ratschläge in diesem Buch sind von den Autoren und vom Verlag sorgfältig erwogen und geprüft, dennoch kann eine Garantie nicht übernommen werden. Eine Haftung der Autoren bzw. des Verlags und seiner Beauftragten für Personen-, Sach- und Vermögensschäden ist ausgeschlossen.

Satz: FALKEN Verlag, Niedernhausen/Ts.
Druck: Appl, Wemding

817 2635 4453 6271